正しく怖がる感染症

岡田晴恵 Okada Harue

★——ちくまプリマー新書

274

目次 ＊ Contents

イラスト・「感染症カルタ」より

はじめに

感染症とは、うつる病気です。目には見えないような小さな生き物、微生物が体に侵入して増えて起こります。人から人へ容易にうつる感染症は、以前は、伝染病とも呼ばれました。うつる病気ですから、学校や職場などの人が集まる場所は、感染症の流行が起こりやすいところです。まず、自分でかからないように用心して、予防することが大切です。また、他の人にうつさないように配慮した対応をとることも重要です。そのような努力で、感染症による健康被害をできるだけ小さくしたい、それがこの本の目標です。では、どのように感染症にかからないように予防し、また、他の人にうつさないようにどのような対応をとるべきなのでしょうか。実は、それは病気を起こす原因の微生物（病原微生物といいます）によって、それぞれに異なるのです。病原微生物によって、人の体内へどうやって侵入するかという、感染経路が違うからなのです。

感染症を起こす病原微生物は、細菌やウイルス、真菌や原虫、寄生虫などのごく一部です。これらの病原微生物は病原体とも呼ばれますが、体に侵入して増えると感染が成立したことになります。そして、例えば発熱や痛みなどの病気の症状が出ると発症・発病です。病原体が侵入してから発症するまでの期間は潜伏期間と呼ばれます。

感染を予防するためには、体に病気を起こす微生物を侵入させないことが、まず第一です。病原体が人の体内に侵入する感染経路を遮断することが、つまり感染を予防することなのです。ですから、感染の予防や感染症の拡大を防止する対応の第一歩は、感染経路を知り、それを遮断することです。**本書では、感染経路別に、その感染経路の代表的な感染症を取り上げて説明しています。**こうすると、たとえ未知の感染症であっても、ひとまずは感染経路に応じた対策を打つことができるわけです。また、その代表的な感染症としては、現在、さらに近未来において、皆さんが注意すべき、知っておくべき感染症を特に選びました。

簡単に本書の構成を紹介しましょう。

近年、地球温暖化に伴って、蚊などの**昆虫が病原体を人に媒介する感染症**の流行の拡大が心配されています。熱帯亜熱帯で流行しているデング熱やマラリアなどの蚊が媒介する感染症が、今後、日本を含む温帯地域にも拡《ひろ》がって、健康被害を出していくというのです。このように、皆さんが生きる21世紀では、昆虫が媒介する感染症がより重大問題となっていくと考えられます。そこで、蚊が媒介する感染症として代表的なマラリアやデング熱、さらに日本でも近年、犠牲者の発生しているマダニの運ぶ感染症も取り上げました。

2014年から世界を震え上がらせたのは、西アフリカ諸国で起こったエボラ出血熱の大流行でした。感染した人間のほとんどが死亡するというエボラ・ザイール株の流行で、日本にもこの恐ろしいウイルスが侵入してくるのではないかという恐怖に人々は陥ったのです。このエボラ出血熱の病原体はエボラウイルスで、患者の血液や吐瀉《としゃ》物、汚物などに含まれ、これに触れることで感染します。このような接触してうつる、**接触感染の感染症**として、エボラ出血熱を取り上げました。そして、性行為の接触で感染する性感染症として、近年、日本で感染者の急増している梅毒の注意啓発を行います。

一方、咳《せき》やくしゃみで飛び散った病原体を含んだ飛沫《ひまつ》は、乾燥した室内では瞬時に水分が蒸発し、病原体だけが飛沫核となって空気中をふわふわと長時間漂いながら、空気の流れで移動しているという場合があります。これを吸い込んでうつるのが空気感染です。このような感染経路の感染を防止することは、現代の気密性の高い室内や窓の開かないバスや電車などの中では、非常に難しいことになります。このような**吸い込んでうつる感染症**としては、古くて新しい病気、現在の日本でも問題となっている結核を取り上げています。

さて、２０１６年夏にはブラジル・リオデジャネイロ五輪が開催されました。そのとき、「現地で、この感染症が流行しています、注意してください」とさかんに呼びかけが行われたのがジカウイルス感染症でした。実は、前年からブラジルでジカウイルスの感染爆発が起こっていたのです。ジカウイルス感染症は蚊が媒介して感染し、感染したほとんどの人は軽い病気で済むのですが、妊婦が感染すると「先天性ジカウイルス感染症」という、赤ちゃんが生まれながらに小頭症などの重大な障害をもってしまう可能性があります。このような母から子どもに病原体が感染することを母子感染と言います。**母子感染を起こす感染症**は、生まれて来る赤ちゃんのために十分な知識を持って、できる限りの感染予防を行いたいものです。そこで、本書では母子感染に重きをおいた感染経路に分類しました。この先天性ジカウイルス感染症に加え、日本で今なお障害を持った赤ちゃんが発生している先天性風疹《ふうしん》症候群を説明しています。

また、食べ物や飲み物などと共に、**口から病原体が入り込む経口感染の感染症**としては、世界的な大流行を繰り返しているコレラを説明しています。現在、世界では歴史的に見てコレラが第７次世界流行中で、国際的に重大な感染症です。

さらに、**傷から病原体が侵入する感染症**の代表としては、破傷風を選びました。震災や津波、降雨災害などの被災地で発生しやすい感染症です。災害時には、外傷を受けてもすぐに医療が受けられるような状況にはありません。このような災害時に注意すべき感染症の筆頭が、破傷風なのです。

また**動物からうつる感染症**として、発症すれば致死率はほぼ100%という恐ろしい狂犬病を取り上げました。狂犬病ワクチンは、犬用と人用のワクチンとがあるのですが、犬のために接種しているのではなく、「人の狂犬病」の発生を防ぐために行っているのです。世界のほとんどの国や地域で狂犬病が発生しています。海外へ渡航する場合に、是非とも知っていただきたい感染症がこの狂犬病なのです。日本では1950年代に狂犬病が根絶されているために、現在の日本人には狂犬病の知識も危機意識も乏しく、危険な状態にあります。

このように感染経路別に、現在の日本で知って防ぐべき感染症を網羅して、感染を予防するための対応を説明していきます。

日本は島国であったために運良く、2人に1人、もしくは3人に1人が死んだという14世紀のペストの大流行（黒死病）からも免れてきました。日本にペスト菌が初めて侵入したのも明治の時代を迎えてからです。陸続きの大陸に住む人々は、戦乱の兵士と同様にすぐに感染症の病原体もやってきて、激烈な流行に巻き込まれては多くの犠牲者を出す、そのような経験を繰り返してきました。これに対し〝日本人は地震には敏感であるが、感染症には鈍感である〟と評されてきて、今もそうではないか、と私は危惧しています。多くの国の学校教育の教科書に感染症が取り上げられているのに対して、日本では現在、そのような科目のないことも残念なことです。

　しかし、グローバル化した現代社会では、地球の一地域で発生した感染症も、すぐに飛行機でやってくる時代となりました。また、多くの日本人が海外に渡航し、滞在したり居住したりするのが当たり前となっています。観光立国を目指す日本では、年間２０００万人を目標に海外から多くの人々がやってくるようになっています。今後、さまざまな感染症のリスクも飛躍的に高まって行くことでしょう。

　感染症は感染を予防することがまず一番ですが、感染しても手遅れとならないように、罹《かか》っても慌てないように、適切な対応ができる知識を持たなければなりません。それらがより必要な時代に、今後、皆さんは生きていかねばなりません。そして健やかな生活を過ごせるように、今から感染症・うつる病気の秘密を学んでいきましょう。

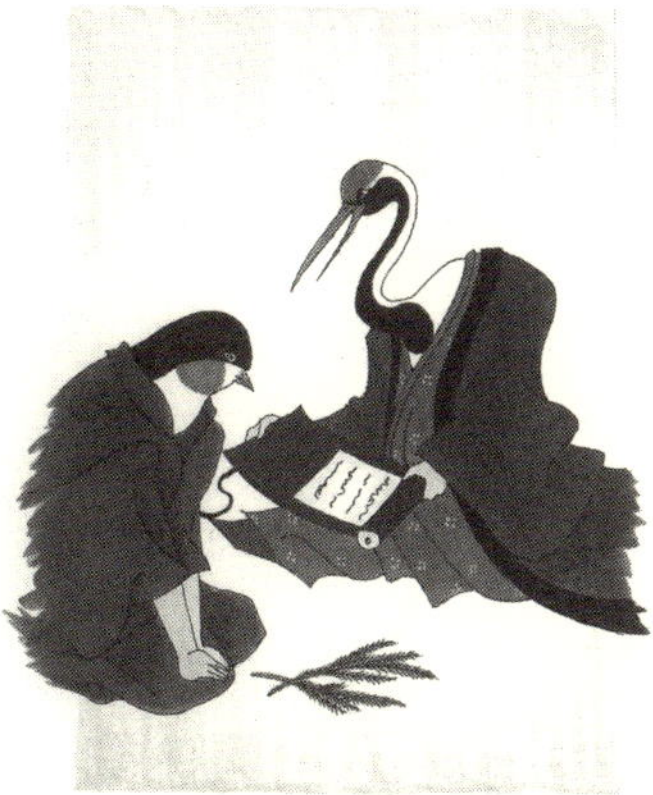

はしか絵。昔、浮世絵師は麻疹という感染症の予防や心得を錦絵で人々に知らせました

マイクロソフト社の創業者のビル・ゲイツ氏は、夫人と共に設立したビル&メリンダ・ゲイツ財団を通じて「世界エイズ・結核・マラリア対策基金」など世界の感染症対策に参加して、大きな貢献を続けています。このゲイツ氏が、2014年4月に自身のブログで「世界で最も恐ろしい生物」を取り上げました。この〝恐ろしい〟とは、〝年間に何人の人命を奪っているのか〟という意味です。

どのような生物が、多くの人々を死に追いやっているのでしょうか。この恐ろしい生物の5位から1位までを見てみましょう。

5位には、2つの昆虫がランクされました。ツェツェバエという蠅《はえ》とサシガメで両方ともに感染症の病原体を運ぶ昆虫です。

ツェツェバエはアフリカの森林やサバンナ地区などに生息し、人や家畜を刺して吸血します。そのときにトリパノソーマ原虫という寄生虫を皮膚の下に注入するのです。人や家畜の体内にこのトリパノソーマ原虫が入り込むと高熱の後、意識レベルが低くなって昏睡《こんすい》状態に陥り、治療をしなければ死んでしまいます。このツェツェバエの病気は何百年も前から〝眠る病気〟として恐れられ、アフリカ睡眠病（アフリカトリパノソーマ症）と呼ばれます。サハラ砂漠とカラハリ砂漠の間のツェツェベルト地帯と呼ばれる地域の風土病で、年間6000万人が感染の危険にさらされ、1万人が亡くなっています。このアフリカトリパノソーマ症にはワクチンはありません。ツェツェバエに刺されないことしか予防手段がなく、近年、自然保護地区のツアーが人気となり、観光の参加者でツェツェバエに刺される人が出て、要注意の感染症なのです。

　このツェツェバエと共に5位に入っているのが、サシガメという別名〝刺し虫〟とも呼ばれる昆虫です。サシガメは、動物や人にクルーズトリパノソーマという原虫を運びます。夜、眠っている人の顔などの皮膚が露出している場所を刺して吸血しながら、その場で原虫入りの糞《ふん》をします。人が目覚めて刺傷を掻《か》けば傷口から、その指で目や口の粘膜を触れ

人の命を奪った動物ベスト10

	動物	死者数
1	蚊（マラリア、デング熱など）	725,000
2	人間	475,000
3	蛇	50,000
4	犬（狂犬病）	25,000
5	ツェツェバエ（睡眠病）	10,000
6	サシガメ（シャーガス病）	10,000
7	淡水カタツムリ（住血吸虫症）	10,000
8	回虫	2,500
9	サナダムシ	2,000
10	ワニ	1,000

（gatesnotes.com より　WHO、FAO 統計を参照）

ればそこから、原虫が人体に侵入するのです。

このサシガメが媒介するクルーズトリパノソーマが原因の病気がシャーガス病です。シャーガス病は感染後、早い時期に原虫を殺す薬の治療を開始することが肝心です。なぜなら、この駆虫薬は時間の経過と共に有効性が減少し、慢性期になると原虫が心臓や消化器の筋肉に棲《す》みつくようになってしまうからです。そうなると、心臓の病気や消化器の病気（巨大食道や巨大結腸）が進み、数年後に心不全や突然死を起こすこともあるのです。1980年代はラテンアメリカで2000万人以上の感染者がいたと考えられますが、殺虫剤によるサシガメの駆除や蚊帳などの個人防御の普及、医療の提供などの対策で、現在では800万人以下となりました。日本では耳慣れないサシガメという昆虫ですが、こうして、今なお世界で年間1万人を殺しています。主にラテンアメリカで発生しますが、近年は人の移動によって、米国、カナダ、ヨーロッパなどの多くの国々でも感染者の報告があるのです。

4位は犬で2万5000人が亡くなっています。狂犬病という、発症したら助からないという重大な感染症を引き起こすのですが（ですから発症する前にワクチンを打つなどの緊急対策を取ります）、これは7章で取り上げます。3位は蛇です。2位は人間で、テロや戦争などの争いで47万人以上が亡くなっているのです。

さて、では、世界で一番多くの人命を奪っている恐ろしい生物は、なんでしょうか。それは、〝蚊〟です。蚊に吸血されることによってかかる感染症で、年間72万人以上が亡くなっていると推計されています。現在の日本においては、命を落とすような、蚊が媒介する感染症に国内で感染することは、まずありません。ですから、蚊を恐ろしいと思う日本人は、ほとんどいないでしょう。しかし、世界に目を向ければ、実に毎年数十万人が蚊に刺されたことが発端となった病気で命を失っているのです。そのような感染症の流行地では、まさに蚊は死神（病原体）を連れてくる悪魔（媒介昆虫＝ベクター）であり、世界で最も恐ろしい生物なのです。

デングウイルス感染症――媒介者は蚊

デング熱は、デングウイルスに感染した蚊に刺されて感染します。発熱や発疹《ほっしん》、ずきずきとした痛みなどの症状が出ますが、2度目以降の感染（再感染）では、デング出血熱という、ときに生命に関わる重症な病気になることがあります。

2014年夏、約70年ぶりに日本国内でデングウイルスの感染・伝播《でんぱ》が起こり、150名以上の感染者が出ました。流行の起点となったのは、さまざまなイベントが開催され、人々の集う東京の代々木公園を中心としたエリアです。公園からは、デングウイルスをもった多数のヒトスジシマカが見つかりました。また、感染者が各地へ移動した後にデング熱を発症したので流行の拡大が懸念され、連日大きく報道されました。

現在の日本ではデング熱の流行はありませんが、海外に目を向ければ東南アジア、中南米、アフリカなどの熱帯、亜熱帯地域で広く流行しています。実に世界人口の3割、約25億人もの人々がこのデング熱流行地に住み、感染のリスクを持っているのです。そして、デング熱を発症する人は年間1億人に達し、そのうち0・25%にあたる25万人が重症化してデング出血熱となっています。

蚊が媒介するウイルス感染症には、マラリアや日本脳炎、ウエストナイル熱、黄熱病等などさまざまありますが、中でもこのデング熱はマラリアと並び、感染者数の多さと健康被害の大きさで重大な感染症と言えます。

地球温暖化によって、媒介する蚊の生息域の拡大していることや降雨量の増加などの気候の変化によって、50年後には、デング流行地域に住む総人口は52億人に達するとする研究者もいます。今後、デングウイルス感染症が日本でも問題化してくることも十分に想定されますから、ここでデングウイルス感染症を取り上げます。

治療薬とワクチン

このように莫大《ばくだい》な数の発症者を出すデング熱ですが、デングウイルスに対する効果的な治療薬はまだありません。デング熱の治療は、症状を緩和する治療となります。しかし、この適切な対症療法を受けることがデング出血熱においては、非常に重要です。

一方、予防ワクチンは、2017年1月現在、日本国内で利用できるものはありません。いくつかのデング熱候補ワクチンがありますが、まだ十分な有効性と安全性を示していません。世界人口の約3割もの人々が住む広域なデング熱の流行地域に出掛けるときに、私たちができるデングウイルスの感染予防対策は、蚊に刺されないようにするという消極的な対応に留まるのです。

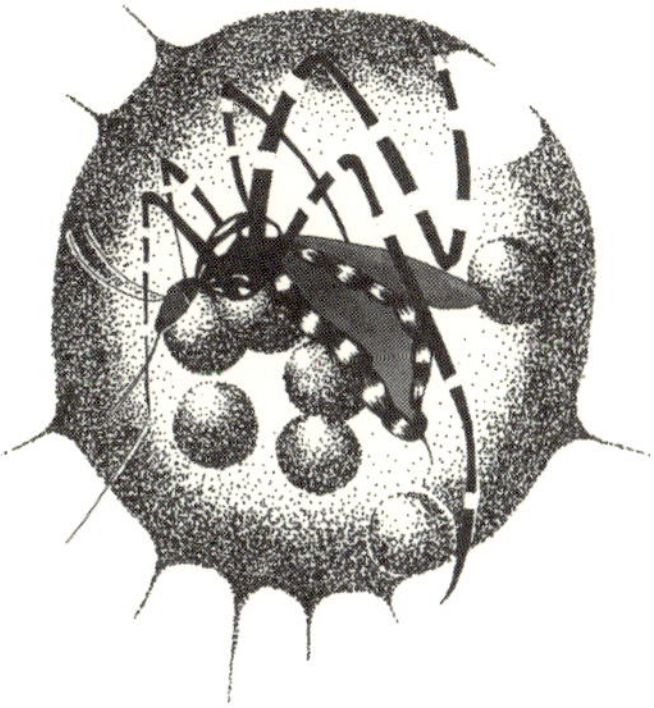

ヒトスジシマカ。黒い体に白い縞の蚊。ヤブカの一種で吸血する

日本ではヒトスジシマカが媒介する

デング熱、デング出血熱の病原体はデングウイル

スです。フラビウイルス科に属し、同じく蚊が媒介する黄熱病を起こす黄熱ウイルスやウエストナイルウイルス、日本脳炎ウイルスなどと近縁にあたります。

人は、デングウイルスに感染した蚊に刺されることによって感染します。世界では約3000種、日本でも約200種もの蚊が棲息《せいそく》しています。その中で、デングウイルスを媒介するのはネッタイシマカ、ヒトスジシマカで、人の住環境に好んで生息しています。熱帯亜熱帯のデング流行国でデングウイルスを媒介するのがネッタイシマカで、強い媒介能力を示します。一方で、日本でデング熱を媒介するのはヒトスジシマカです。

デングウイルスをもった媒介蚊に刺されると、その人の体内でデングウイルスが増殖します。発熱してデング熱を発症する1、2日前から、発症後の4、5日間は、デングウイルスが患者の血中に存在します。さらにこのウイルス血症の患者を、雌（血を吸うのは産卵のための雌の蚊だけです）のネッタイシマカやヒトスジシマカが吸血すると、その蚊は血液に含まれるデングウイルスに感染します。

デングウイルスは蚊の中腸で増殖し、やがて蚊の全身に拡《ひろ》がって、蚊の唾液腺に移行していきます。このデングウイルスに感染した蚊が新たな人を吸血することで、人へデングウイルスの感染を拡げていくのです。蚊が患者を吸血してから、ウイルスの感染能力を獲得するまで、8~12日程度とされます。こうして、感染したネッタイシマカやヒトスジシマカの雌は、デングウイルスを生涯に亘《わた》って、人へ媒介するのです。この人→蚊→人の連鎖でデングウイルスが地域に拡大していくことになります。

デングウイルス感染症　2つの病気

先にもふれましたが、デングウイルスの感染症には、デング熱とデング出血熱の2つの病気があります。デング熱は、主としてデングウイルスに初めて感染して発症した場合に起こり、大概治ります。

デング熱は、デングウイルスを持った蚊に刺されて感染してから、3~7日（最大2~14日）の潜伏期間をおいて、38~40℃の急な発熱で始まります。そして、激しい頭痛、関節痛や筋肉痛、目の奥がずきずきと痛む眼窩痛《がんかつう》、嘔吐《おうと》などの症状が出ます。デング熱はひどい関節痛や筋肉痛が出るため、「骨折熱」（break bone fever）や「断骨熱」などの別名もあります。

この発熱は4~8日くらいの間続き、一旦解熱した後にぶり返して発熱する二峰性となることが多くあります。発症から3~4日後の解熱する頃に皮膚に点状出血や島状に白く抜けた紅斑などの発疹が現れます。さらに発病後数日で、白血球減少と急激な血小板減少を起こします。約1週間で快方に向かい、通常の場合には後遺症もなく回復します。ごく稀《まれ》に神経麻痺《まひ》などの後遺症を残すこともあります。

一方、デングウイルスは同一のウイルスを型で区別する血清型で、4つの種類に分けられ、初感染したデングウイルスと別の型のウイルスに再感染した場合には、以前のデングウイルスに対する免疫が悪影響して、デング出血熱という、出血を伴う致死率の高い重症の病気を起こすことがあります。実は、このデング出血熱がデングウイルス感染症の本質とも言える重大問題なので、以下で説明しましょう。

デング出血熱という病気

デング出血熱は、デングウイルスに感染した後、デング熱と同じように発症して経過した患者の一部で、解熱して平熱に戻りかける頃に突然に、血液に含まれる液体成分の一つである血漿《けっしょう》の漏出や出血傾向が出て重篤化し、ショック症状を起こす、致死率の高い病気です。デングウイルスの初感染を受けて回復した患者では、2回目以降の感染でこのデング出血熱となる可能性が高くなります。

このデング出血熱の患者数は、世界で年間25～50万人です。大人より特に3～7歳くらいの小児に多く発症しています。子供では急激に症状が進む傾向があり、注意が必要です。

重症度の進行により1から4までに分類され、3段階から4段階は、デングショック症候群と呼ばれます。このデングショック症候群となると、その致死率は4～5割と非常に高くなります。このようにデング出血熱は、適切な治療が受けられないと死に至る重篤な疾患です。デング出血熱で起こる血漿の漏出などのメカニズムは、未だ解明されておらず不明な点が多く残っています。

デング出血熱の致死率は以前には1～2割ともされましたが、現在は適切な治療が行われるようになって、1％から数％とされています。

デングウイルスの常在地域では、デングウイルスの流行が起こるたびに種類の異なるウイルスがはやることがありますので、デング出血熱の患者の発生が絶えないのです。

輸入感染症から国内感染へ

現在は、日本との往来の多いマレーシアやフィリピン、ベトナム、シンガポールや台湾などの東南アジアで多くのデングウイルスが流行していることから、それらの地域からの入国者や帰国者が日本国内で発症するデング熱の輸入症例の報告が続いています。これまでは毎年100人程度の報告でしたが、近年は200例を超えて増加傾向にあります。

東南アジアからは毎年500万人を超える人が入国していますし、デングウイルス検査によるデング熱の診断が実施されない患者も多くいます。そもそもデングウイルスに感染しても、5割から8割の人は症状を出しません（不顕性感染）。本人も感染を自覚できませんし、もちろん、検疫で見つけることもできません。ですから、感染者の報告数は氷山の一角なのです。

また、これらの不顕性感染者の血中にもデングウイルスが存在するので、蚊に刺されるとデングウイルスが伝播され、他者への感染源となることがわかっています。不顕性感染者が自覚しないでウイルスの伝播をするので、デング熱の流行をコントロールすることは難しいのです。

これらのことから、ヒトスジシマカを媒介蚊としたデング熱の国内感染の患者の発生が、ずっと危惧されてきました。そのような中で、2014年夏に国内感染が見つかりましたが、これは、想定されていたことだったのです。

今後、海外で感染した帰国者によって、国内でのヒトスジシマカを介した感染も発生してくると考えられます。さらに、これらの輸入症例からは、1型から4型までの全部の血清型のデングウイルスが検出されています。このように、さまざまな型のデングウイルスが日本に持ち込まれることで、今後、重症例の患者が発生することも心配されています。

そして、地球温暖化の影響で、デングウイルスをヒトスジシマカよりも強力に媒介するネッタイシマカの生息域の北上や標高の上昇などがみられ、連動してデング熱の流行地拡大が起こると指摘されています。特に影響が心配されるのは、現在の流行地域の周辺部の温帯地域です。温暖化に伴って降雨量が増し、蚊の繁殖に好都合な環境が揃《そろ》うこともあります。このようなことから、今後、デングウイルスの流行地図がさらに拡がり、日本も含まれるようになる可能性があるのです。

マラリア——重要な感染症

蚊が媒介する人に健康被害を与える感染症は複数ありますが、中でも世界で最も多くの犠牲者を出しているのは、マラリアです。日本では現在はマラリアの流行はありませんが、世界中の熱帯・亜熱帯地域で流行しており、実に世界の100カ国、世界人口の約4割がマラリアの流行地に住んでいます。2013年12月の統計によると、年間約2億7000万人が感染し、62万7000人が死亡しているとされています。その犠牲者の多くは、サハラ以南のアフリカの5歳未満の子供たちです。それ以外にもアジア、特に東南アジアや南アジア、パプアニューギニアやソロモンなどの南太平洋諸島、中南米などでも多くの発生があります。日本でもマラリアの流行地で感染し、帰国して発症する輸入感染症例が年間100人近く発生しています。

流行地に育ち、何度もマラリアに罹《かか》って免疫を得ている人とは異なり、マラリアの免疫を持たない日本人では、診断・治療の遅れで致命的となることもあるので、流行地域での予防、感染した場合の症状や対応について知っておきたいものです。

マラリアには種類がある

マラリアの病原体はマラリア原虫（寄生虫の一種）で、それを持つハマダラカに吸血されて感染する感染症です。マラリア原虫を持ったハマダラカが産卵のために吸血すると、刺された人の体内にマラリア原虫が侵入します。マラリア原虫は赤血球を好んで寄生し、増殖して次々に赤血球を破壊していきます。こうしてマラリア原虫は人の体内では無性生殖を繰り返しますが、一部の原虫は雌雄のある生殖母体となって、ハマダラカの中腸内で合体受精して、有性生殖をします。このマラリア原虫感染蚊がまた、人を吸血して感染を拡げるのです。こうして、人―蚊―人によるマラリア原虫の感染環が出来上がります。

このようにして流行するマラリアですが、主に4つの種類があり、熱帯熱マラリア、三日熱マラリア、四日熱マラリア、卵形マラリアがあります。三日熱、四日熱、卵形マラリアは比較的予後が良いのですが、熱帯熱マラリアは発症から24時間以内に治療しないと重症化し、しばしば死に至ることもある恐ろしい病気です。

それに加えて、2004年以降には、マカク族のサルに感染していたサルマラリアが、マレーシアやボルネオ島で人に集団感染を起こして報告され、東南アジアの広い地域で人に感染し、インドシナ諸島やフィリピンでも問題となっています。このサルマラリアは人に対して強い病原性を示し、死亡することもあります。

どんな病気か

感染するとマラリアに免疫の無い人では発熱はほぼ確実で、悪寒、震えと共に38℃以上の熱発作に見舞われて発症します。熱帯熱マラリアでは潜伏期が12日前後、四日熱マラリアでは30日前後、三日熱マラリア、卵形マラリアでは14日前後とされます。そして、頭痛、吐き気、倦怠《けんたい》感などの症状が出て、マラリア原虫が赤血球を破って血液中に放出されるタイミングで、周期的に発熱を起こすようになります。その周期は、三日熱と卵形マラリアでは48時間ごとに、四日熱では72時間ごとに発熱が起こるとされますが、熱帯熱マラリアでは周期性がなく、高熱が続きます。その他、関節痛、筋肉痛、嘔吐や下痢、呼吸器症状などもあり、マラリアと疑われないと、インフルエンザなどと誤診されることもあるので要注意です。症状が進むと貧血や皮膚や白眼が黄色くなる黄疸《おうだん》が現れ、さらに進行する肝臓や脾臓《ひぞう》が腫れて、血液中の出血を止める働きをする血小板が減少してきます。

特に熱帯熱マラリアでは感染した原虫が赤血球の表面に原虫由来の物質を出し、血管内皮に血球が吸着して、細かな血管が多い臓器を中心に多臓器不全に発展します。そして、さらに重症化すると、脳症、腎症、肺水腫、出血傾向、重症貧血など、さまざまな合併症を起こし、致命的となります。

このように、三日熱マラリア、四日熱マラリア、卵形マラリアは経過が比較的良好ですが、熱帯熱マラリアは腎臓や脳の障害を併発して重症化し、生命に危険が及ぶこともあるので、できるだけ早く治療を開始する必要があります。発症してから治療開始までの期間が6日を超えると致命率が非常に高くなります。

求められる速やかな治療

このマラリアにまだ実用化されているワクチンはありません。莫大な犠牲者を減らすことが望めるマラリアワクチンの実用化が待たれますが、現在は、蚊に刺されない対策を取ることと感染してしまった場合には速やかに適切な治療を受けることしかありません。

マラリアの流行地に滞在中や帰国した後に発熱などの症状が出た場合には、熱帯病の診療のできる専門の医療機関（熱帯病治療研究班、薬剤使用機関など）に受診し、〝いつごろ、どこの国へ渡航したのか〟を明確に伝えます。

マラリアでは、重症化が非常に心配な熱帯熱マラリアと他の3つのマラリアは区別されます。1930年代からある有名な抗マラリア薬のクロロキンでは、従来から耐性が問題となっていましたが、一般的なマラリア治療薬のメフロキンに対しても、耐性をもったマラリア原虫が発生しています。耐性の場合には、他の薬剤を選択することになります。このようにマラリアには未だワクチンもなく、治療薬でも耐性の報告が多く出ていることが、莫大な感染者と夥《おびただ》しい犠牲者を今なお出し続けていることに繋《つな》がっているのです。

ローマへの道はマラリアの道

さて、現代でも世界の三大感染症として、「エイズ、結核、マラリア」として、マラリアは公衆衛生上の脅威となっていますが、歴史に記された感染症としても最古のものの一つです。紀元前4世紀には、ヒポクラテスがマラリアの病態を記録に残しています。発熱が常におこる毎日熱、1日おきにおこる隔日熱、4日ごとに起こる間欠熱と分類して記載しました。紀元前3世紀頃には、中国の『黄帝内経《こうていだいけい》』という古典医学書にマラリアと考えられる記載が残っています。また、紀元前334年に大群を率いて東方遠征に出たマケドニアのアレクサンドロス大王は、エジプト、ペルシャを滅ぼし、大帝国を築きました。しかし、突然に高熱を発し、10日後に死亡、これはマラリアであったと考えられています。古代最大の英雄も、マラリア原虫を持った1匹の蚊には勝てなかったのです。そして、空前の大帝国を築いたローマもこのマラリア原虫と蚊による感染症が衰退の原因の一つとなったとされています。

地中海の制海権を独占したローマ帝国は、1世紀後半から2世紀には最盛期を迎えて、ヨーロッパからアフリカ北部、中東に至るまでの空前の大帝国を築いていました。このローマ帝国の衰亡の一因とされるのが、マラリアなのです。

ローマ帝国は広大な領地を統治するために、首都ローマから放射線状にローマ道を建設、各地に都市を整備します。都市では通商が盛んになり、ローマには富が集中して、労働力としてマラリア常在地域であるアフリカや中東などの属州から多くの奴隷が連れて来られました。こうして、ローマ帝国が整備した海路と道路がマラリア原虫を運ぶ道となったのです。マラリアはもともとイタリア半島には風土病として存在していたのですが、ローマが強大となって版図を拡げると一気に猖獗《しょうけつ》を極めるようになります。

さらに帝国が拡大することで鉄や鉛が大量に必要となり、その鉱物を溶かすための燃料として、大量の樹木の伐採が行われました。森林伐採の後にできた水たまりがハマダラカのボウフラの揺りかごとなり、媒介する蚊とマラリア原虫の両方がローマ帝国内に揃ったのでした。こうして、マラリアが大流行を起こし始めると、兵士の中にも蔓延《まんえん》するようになり、兵力の衰えを招きます（これは、太平洋戦争中に南方に送られた多くの日本兵がマラリアの犠牲となったことと同様でした）。

そして、帝国が衰え始めると、河川や海岸の整備もおろそかとなり、そこに沼地が増えていくことにもなり、悪循環となっていきました。沼沢地の多い農村でもマラリアが流行を起こし、この疫病から逃げるように都市に流入した人々で人口密度は上がり、ここでも感染爆発が起こっていきます。労働力が減少した農村は荒廃し、これもまたローマの衰退に繋がっていったと考えられます。一方、マラリアの流行地の北限より北にいたフランク族は、マラリア原虫の洗礼から免れて、強大なフランク王国を維持できたとも考えられます。

マラリア原虫の発見と殺虫剤

さて、このような人類との長い歴史を持つマラリアですが、マラリアが蚊と寄生虫の一種であるマラリア原虫の感染症と判明したのは、19世紀の末となってからでした。

1880年、フランスの軍医シャルル・ルイ・アルフォンス・ラブランがアルジェリアで兵士の血中からマラリア原虫を発見。1897年にはロナルド・ロスが蚊の中にマラリア原虫を見出したのです。そして、1898年、イタリアの寄生虫学者ジョバンニ・バチスタ・グラッシらが、マラリアがハマダラカによって人に感染することを実験で示したのでした。そして、1928年にアテブリン、1930年にはドイツでクロロキンという抗マラリア薬が合成され、これは第二次世界大戦以降に大量に使用されることになります。1939年、強い殺虫効果のある殺虫剤DDTがスイスのパウル・ミュラーによって開発され、以降、このDDTはマラリア流行対策の主力となっていくのです。これらを受けて、1956年6月、WHOは「世界マラリア撲滅プログラム」の戦略を立ち上げたのでした。

マラリア撲滅計画の頓挫

ＷＨＯのマラリア撲滅プログラムは、その後15年間に亘って年間数億ドルの予算を投入して進められましたが、このプロジェクトは失敗に終わりました。もちろん、プロジェクトが成功を収めた国々もあります。年間１００万人以上の感染者を出していたスリランカでは、その数を20人以下に激減することに成功しています。シンガポール、香港、モーリシャスでは撲滅することができました。１９７５年にはＷＨＯはヨーロッパからマラリアが消えたことを宣言することができたのです。しかし、１９７０年代以降、熱帯亜熱帯地方で劇的な増加に至ってしまったのでした。

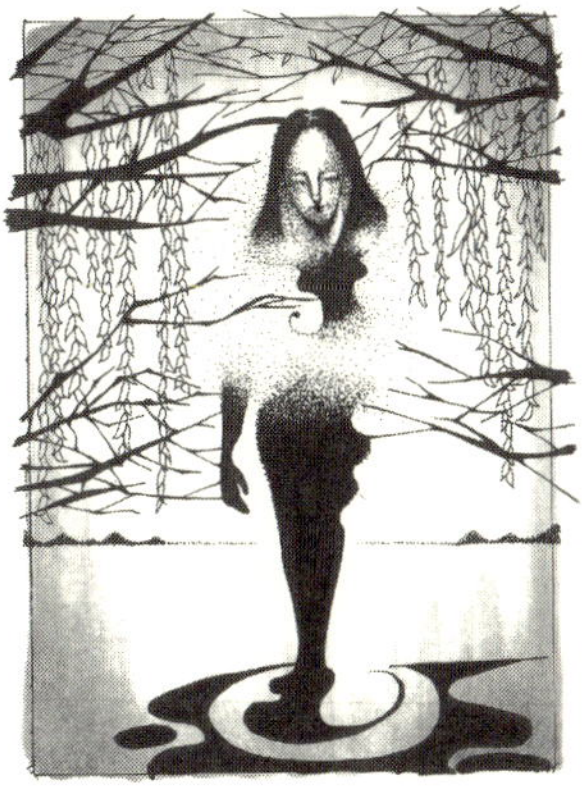

その昔、マラリアは沼地の幽霊と呼ばれ、恐れられました

これには、マラリア根絶プロジェクトを根幹から揺るがす、想定外の二つの問題が生じたことが大きいと考えられます。まず、１９６０年代後半から、殺虫剤のＤＤＴにハマダラカが抵抗性を獲得し、つまり強い殺虫効果が見込めな

い事態となってきたのです。一方で、人体や環境へのＤＤＴの蓄積の問題が出現してきました。

また、安価で副作用も少なかったマラリア治療薬のクロロキンに、１９５０年代以降、耐性の熱帯熱マラリア原虫が現れ、その耐性原虫が世界の広い地域に拡大していったのでした。この薬剤耐性マラリア原虫は、クロロキン以外のマラリア治療薬でも出現し、再びマラリアが流行する誘因となったのです。

21世紀現代社会とマラリア

さらに21世紀の現代では、マラリアが流行しやすい背景を人間側が積極的に作り出しているとも考えられます。地球温暖化によって媒介する蚊の生息域が拡大し、また降雨量の増加によって幼虫が棲息《せいそく》する水域も広がっています。このまま地球温暖化が進んでいけば、２１００年には北米、ヨーロッパ、オーストラリアまでがマラリアの流行地になるという研究報告も出ているのです。

地球温暖化では降雨量が増加した地域のある一方で、干ばつや砂漠化などが深刻な被害を出している地域もあります。農作物は育たず、生活が成り立たなくなった人々は生活が可能な場所へ集団移住していくことになります。大規模な人々の移動や流入は、急速な都市化と人口の過密化を促します。そして、脆弱《ぜいじゃく》なインフラ設備しかない居住区での生活は、衛生状態の悪いスラム化に繋がります。このような急に拡張された集落でマラリアの流行が起こることは、都市型マラリアとして、すでにアフリカなどで問題となっています。

また、人の移動はマラリア免疫を持たない人が流行地に移住して、新たな感染者となる事態や、逆にマラリアに感染した人が赤血球の中にマラリア原虫を保持して非流行地に運んで、新たな流行を起こすことにもなっています。

気候の変動や地球温暖化で洪水や台風、ハリケーンなどの自然災害も規模が大きくなり、その数も増えています。これらの自然災害の後に、ハマダラカの生息密度が上がり、大きなマラリアの流行が起こってくることも指摘されています。また、戦争や紛争の後のマラリアの流行やそれらを逃れた難民の移動・流入による感染地域の拡大も危惧されています。熱帯熱マラリアに効果のある安全性や有効性の高いマラリアワクチンの開発、実用化、普及が切実に望まれるところですが、地球温暖化、地球人口の激増、紛争難民問題や貧富の格差等、解決の糸口が見つからない中で、マラリアの猖獗は止まらず、蚊は世界で一番恐ろしい生物となっているのです。

重症熱性血小板減少症（ＳＦＴＳ）――マダニが運ぶ

蚊が病原体を運ぶ感染症の他にも、近年、マダニが媒介する感染症も問題となっています。特に「重症熱性血小板減少症」という新しい感染症は、日本国内でも感染者・犠牲者が報告され、その致死率の高さから〝マダニに咬《か》まれないように〟という注意喚起が行われているのです。

重症熱性血小板減少症は中国で発見されました。

２００９年に河南省や湖北省などで、原因不明の感染症が多発。高熱、嘔吐や下痢などの症状の他に、血小板やリンパ球の減少などの特徴的な臨床症状がありました。２０１１年、中国の研究者らによって病原体ウイルスが発見され、このウイルスが引き起こす病気は重症熱性血小板減少症候群（severe fever with thrombocytopenia syndrome：以下ＳＦＴＳ）、原因ウイルスはＳＦＴＳウイルスと呼ばれました。このウイルスを保有しているマダニに咬まれることで人が感染するのです。

日本でのＳＦＴＳ患者の発生

そして、2013年1月、初の日本国内でのSFTSの患者が報告されました。ウイルスが同定されたことで、すでに2012年にも日本で患者が発生していたこともわかりました。その後、愛媛県や宮崎県など西日本を中心にSFTSウイルスの感染患者が発生。2016年10月26日現在までに216人の感染者が発生、そのうち50人が亡くなっています。致死率が23%にも及ぶ重症の病気です。

また、患者のほとんどを60代以上の年齢層が占めています。これは、農作業や山仕事をする人の多くが高齢者であるため、マダニに吸血される機会が多いためであるとか、高齢であるために基礎疾患を持ち、重症化しやすいのではないかともされています。

一方、これらの患者の血清から検出されたSFTSウイルスは、遺伝的な解析で、中国のウイルスとは異なっていることもわかりました。ですから、もともと日本国内にSFTSウイルスが存在していたと考えられています。そこで、SFTSウイルスを保有したマダニの全国的な調査が行われたのです。これまでSFTSの患者は西日本を中心に発生していたことから、同様の地域性でSFTSウイルスを持つマダニも分布していると考えられていました。つまり西日本以外の地域では、このSFTSに罹ることはないであろうと楽観視されていたのですが、事実は異なり、感染者が発生して確認されている宮崎、鹿児島、徳島、愛媛、高知、岡山、島根、山口、兵庫県の地域だけではなく、報告されていない地域である三重、滋賀、京都、和歌山、福井、山梨、長野、岐阜、静岡、栃木、群馬、岩手、宮城県、北海道でも確認されたのでした。捕獲して調査できたマダニの数が少ないことから、SFTSウイルスを持っているマダニは広く全国的に分布していると考えられます。ですから、日本全国でSFTSウイルス感染のリスクがあり、マダニに咬まれない注意をしなければならないということです（章末の「マダニに咬まれないための服装」参照）。

マダニはどのようにウイルスを媒介するのか

マダニは、食品に発生するコナダニ類や畳や寝具に発生してハウスダストの原因ともされるヒョウダニ等とは種類が異なり、野外の草原や森などで動物を吸血して生息しています。吸血前の成虫の体長は3～4ミリありますから、肉眼でも十分確認することができます。日本国内でSFTSウイルスを保有するマダニは、フタトゲチマダニとタカサゴキララマダニ、オウシマダニ、さらにチマダニ族など複数います。

マダニは、その一生において幼ダニ、若ダニ、成ダニの各ステージで動物を吸血します。幼ダニ、若ダニは脱皮と成長のために吸血しますが、成ダニの雌は産卵期のために実にその体重の1000倍を超える量の吸血をします。やがて、吸血して膨れ上がった雌のマダニは地上に落下して、2000個以上の卵を産んで生涯を終えます。マダニが活発に活動する春から夏にかけてが、吸血されやすい時期ではありますが、幼ダニも吸血することから冬期にも注意が必要です。

SFTSウイルスは、このようにマダニが各ステージで吸血したときに動物に侵入、感染を起こします。国内では野生のニホンジカやシカ、イノシシ、タヌキ、ニホンザル、アライグマからSFTSウイルスの抗体が見つかっています。これらの動物がマダニに吸血されているのです。しかし、これらの動物では、人のように重症化することはないと考えられています。ときに犬からもSFTSの抗体が見つかることから、家の裏庭や人の居住エリア周囲の野原などにもこれらのマダニが棲息して、犬を吸血していることもあると考えられます。私の愛犬も目の周囲や耳の中などの毛の薄い部分にマダニが付着していたことがあります。農道を散歩したときに周囲

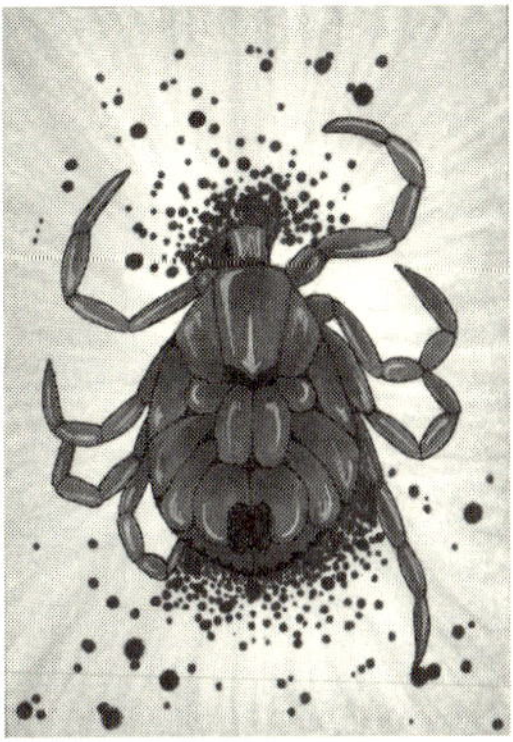

マダニは国内の野原草むらに生息。重症の感染症を媒介します

の草むらで付けてきたのでしょう。このようにペットがマダニを運んでくることもあります。

このようにして、ＳＦＴＳウイルスは、自然界でマダニと野生動物の中で維持されていま す。しかし、それらマダニと野生動物の生息域に人が立ち入ると、偶発的にウイルスを持っているマダニに咬まれることがあります。人はこうしてＳＦＴＳウイルスに感染するのです。

全てのマダニがＳＦＴＳウイルスを保有している訳ではありませんが、持っている可能性のあるマダニは全国に分布しているものと思って注意をしなければなりません。ですから、マダニの危険な地域に入る場合には、章末のマダニ対策を取ってください。特に春から秋はマダニの活動が活発な時期ですから、積極的にマダニに咬まれない自衛をしましょう。ハイキングやバーベキューなどの活動時にマダニに咬まれる事例が多くあります。草木の多い場所では上からマダニが落下してくることもあるので、帽子で頭部を保護します。マダニが媒介する感染症は、ＳＦＴＳのみならず、コラムで説明しますが、日本紅斑熱などの怖い感染症もあります。これらの感染の予防にもなります。

もしもマダニに咬まれてしまった場合には、できるだけ早く医療機関で処置をしてもらう必要があります。どうしても、医療機関に受診できない場合には、白色ワセリンでマダニをおおって、呼吸できないようにして弱らせて除去する方法が報告されています（章末「マダ

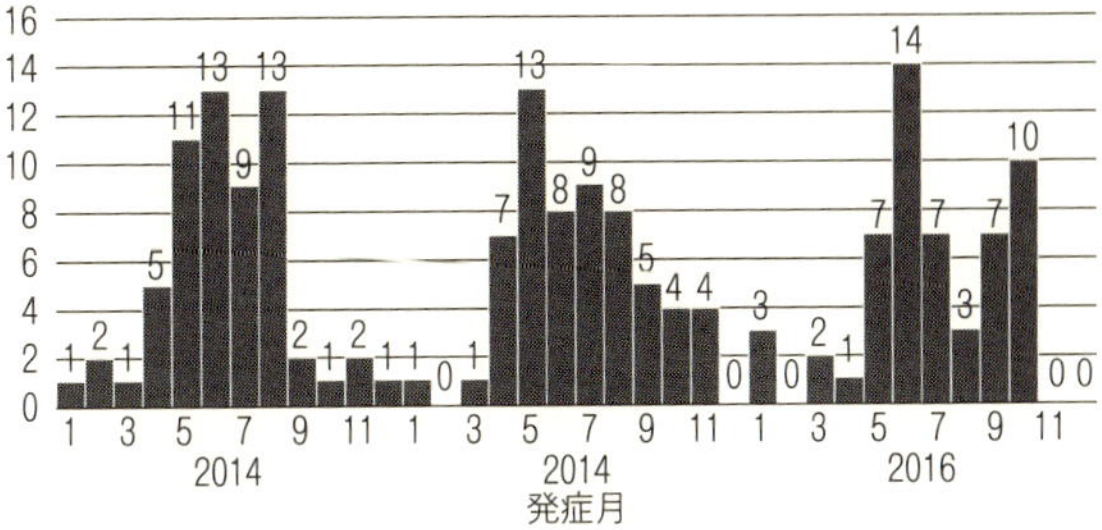

2014年1月以降に届出られたSFTS症例の発症時期（2016年12月28日現在）

（出典：国立感染症研究所ホームページ）

ニに咬まれたら」参照）。さらに、マダニに刺された後で発熱などの前出の症状が現れた場合には、必ず速やかに医療機関を受診します。その時は、医師にいつ頃どこでどのようなマダニに咬まれたか説明します。咬み跡が残っている部位も示します。

さて、次のコラムではマダニが媒介する日本紅斑熱を取り上げます。この感染症は、１９８４年に徳島県で発見された新しい感染症です。地元に密着して医療を担っている医師が、診療の中で〝この重症な病気はなんだろうか〟と思って、追い求めて見つけた感染症でした。病気の発見から、病原体の同定、治療法の開発から、診断方法の究明、医療現場や市民への啓発活動に至るまでを懸命にやり遂げた医師とこの日本紅斑熱という感染症を紹介しましょう。

【コラム　日本紅斑熱の発見】

2015年9月、西日本の医療機関から日本紅斑熱による死亡例発生の届出がありました。その県では、今年になって2例目の死亡事例であったのです。

日本紅斑熱は、徳島県阿南市の馬原医院の馬原文彦《まはらふみひこ》医師（以下、馬原）が、1984年に発見した急性熱性感染症です。前出のように現在でも感染者が発生し、早期に適切な治療が行われなければ、犠牲者も出る注意を要する感染症です。実際には、日本紅斑熱と診断されず、報告されない感染者も多数存在していると考えられます。

この日本紅斑熱は、病原体であるリケッチア・ヤポニカをもったマダニに刺咬《しこう》されることで、人が感染します。この感染症が発見された時には、日本で未だ紅斑熱群リケッチア症の報告がなかったので、国内のみならず国際的にも大きな注目を集めることになりました。

1984年5月のことでした。山で農作業をした農家の主婦（63歳）が馬原の元にやってきました。39・5℃以上の高熱、倦怠感。全身に薬疹様の発疹。βラクタム剤などの抗菌剤が効かず、さらに紅疹は痒《かゆ》みを伴いません。そして、この患者が約2週間後、ようやく解熱した頃に第2例目の患者が訪れました。同じく農家の主婦（69歳）、高熱と同様の発疹。山に入ってダニに刺された後に症状が出たというのです。詳しく聞くと、この二人の主婦は同じ山で作業を行っていたのです。

馬原は地域の医師会病院に皮疹の写真や検査データを持ち込んで、各科の医師らと検討し、徳島県ではそれまで報告はされていないがツツガムシ病の可能性が高いとして、リケッチアを検出するワイル・フェリックス反応を行いました。ツツガムシ病は、ツツガムシというダニのリケッチアが病原体で、草むらなどでツツガムシに吸血されることで感染し、これも治療が遅れれば死亡することもある重大な感染症です。

しかし、この2症例は予想外の検査結果を取ったのです。検査結果では、ツツガムシ病は否定され、紅斑熱群リケッチア症が強く疑われたのでした。当時、日本では紅斑熱群リケッチアによる疾患はない（『臨床検査の手引き』日本医師会編）とされていました。そして、さらに第3例目の症例が、馬原の元へやって来ました。その患者は、最高体温が41℃となるような重症例であったのです。

馬原は、国立予防衛生研究所（現国立感染症研究所）に検査を依頼。予研では、米国ロッキー山研究所から、紅斑熱群リケッチアの抗原を取り寄せ、馬原の患者のペア血清で抗体価を測定しました。その結果、日本にも紅斑熱群リケッチア感染症が確認されたのでした。これまで日本では無いとされてきた紅斑熱群リケッチア症が、発見されたのです。

馬原は、この新しい感染症が存在し、地域で感染者が出ていることを一刻も早く近隣の医師に知らせなければなりません。まず、地元の「阿南医報」1984年9月号に「紅斑と高熱を主訴としWeil-Felix反応OX2陽性を示した3症例について」の論文を発表。同年11月にも西日本感染症学会で発表し、1987年の日本感染症学会総会の教育シンポジウムにおいて、この疾患を「日本紅斑熱」(Japanese spotted fever)とすることを提唱しました。患者から分離した「日本紅斑熱」の病原体を「Rickettsia japonica」とすることも提唱され、これは、1992年国際規約に基づいて認められました。

近年の感染者の報告

1984年の発見時では、日本紅斑熱は希少感染症とされましたが、1999年の感染症法により第4類届出感染症となり、診断した医師は直ちに届け出る義務が生じてからは、2006年49例、2007年98例、2008年135例、2009年129例と年々報告数が増加し、2014年ではこれまで最多の240例となっています。沖縄県から青森県までと広い地域で発生しており、日本中のどこでも感染のリスクのあることも判明しました。春先から晩秋までとマダニの活発化する時期に感染者が発生していますが、これには地域的な特性があり、臨床のドクターは居住地域の発生状況を確認する必要があります。

どんな病気か

紅斑熱に感染すると、2~10日の潜伏期を経て、急な発熱（弛張熱《しちょうねつ》）、悪寒戦慄、頭痛で発症し、重症例では40℃以上の高熱が続きます。発疹は高熱と共に、手足、手のひら、顔面に紅斑が多数現れます。痒みは伴いません。発疹は速やかに全身に拡がります。手のひらの紅斑は日本紅斑熱に特徴的ですが（ツツガムシ病では現れない）、初期の2~3日で消えます。

日本紅斑熱の3徴候は、高熱、紅斑、マダニの刺し口（刺し傷）です。刺し口は、5~10ミリの赤く丸い硬結で、潰瘍もしくは中心部に黒い痂皮《かひ》があります。下着で覆われた場所や頭髪部分も注意深く観察します。

また、日本紅斑熱は、重症化しやすく早期の適切な抗菌薬を使用した治療の開始が必要です。馬原は、重症例や死亡例を含むこの疾患の診療の経験から有効な治療方法について模索し「日本紅斑熱と診断した場合、テトラサイクリンを第一選択薬としますが、1日の最高体温39℃以上の症例では、直ちにテトラサイクリン薬とニューキノロン薬による併用療法を行う」ことを提唱しています。

早期診断方法の開発

2004年5月、西日本の無人島を訪れた自然保護グループの7人の内の4人が、2〜8日後に発熱と発疹を訴えて医療機関を受診しました。一例は軽症であったのですが、二例は重症化し、残る一例は死亡しました。回復した2名からは、臨床所見と血清学的検査(血液中の日本紅斑熱の病原体に対する特異抗体の抗体価を調べる)で日本紅斑熱の確定診断がつきました。しかし、この特異的な抗体価は2週目以降に上昇してくるために、その間にも患者は確定診断がつかないままに重症化してしまう怖れがあったのです。馬原は、死亡患者の家族の強い意向で、荼毘《だび》に付される前日の真夜中に犠牲者を往診しました。そして、高熱、紅斑、さらに刺し口を確認して、日本紅斑熱を診断したのでした。しかし、この時点ではまだ特異的な抗体価の上昇がなかった時期であるために、この犠牲者は血清学的な確定診断は得られなかったのでした。

日本紅斑熱の治療においては、適切な抗菌剤の選択と早期治療の開始が必要であり、早期診断法の確立が急務です。血清による診断に至るまでに平均で約10日を要していたのでは、間に合いません。馬原は、膨大な文献を検索し、新たな早期診断法を開発します。

馬原らは、日本紅斑熱の4症例について、刺し口、紅斑部を切り取って調べる方法で早期診断を試みました。血清診断では平均10日（5〜14日）を要しましたが、この酵素抗体法では、初診時を含む採取日に4例全例で陽性となり、早期診断の有用性が示されたのです。

日本紅斑熱という疾患の発見から治療法、さらに早期の診断法の開発までを行った馬原の業績は、まさに偉業です。これらの仕事を日々の臨床医としての多忙を極める中でやり遂げられたのは、患者を救いたいという思いが馬原を駆り立てたのでしょうか。

2002年、日本内科学会創立100年を記念して、「内科——100年のあゆみ（感染症）」で貢献した日本人研究者の8名が顕彰されました。北里柴三郎《きたさとしばさぶろう》、志賀潔《きよし》、野口英世らと共に「馬原文彦と日本紅斑熱」として選出されています。

【コラム　アンネ・フランクの発疹チフス】

アムステルダム、プリンセンプラハトの西教会の広場の近くに『アンネの日記』で名高いアンネ・フランクの隠れ棲んでいたアンネ・フランクハウスがあります。古くから海運業で栄えたこの街も、第二次世界大戦ではナチス・ドイツの侵攻を受け、大きな痛手をこうむっていました。

1918年。新型インフルエンザ、スペイン風邪が発生。ドイツ軍は第一次世界大戦の勝利を目の前にして、この新型ウイルスの侵入により、大幅な兵力低下を招いてしまいます。戦後、敗戦したドイツは莫大な戦争補償金を抱え、さらに大不況の中で貧困と失業に苦しみます。1932年、ドイツの貨幣価値は事実上ゼロとなり、これらの困難をすべて解決できるとして、台頭してきたのがアドルフ・ヒトラー率いるNSDAP（ナチ党）でした。ヒトラーは、苦難の原因はすべてユダヤ民族にあるとして反ユダヤ主義を打ち立てたのです。

そんな社会状況の中、アンネ・フランクはドイツのフランクフルトで産声をあげています。やがて、ヒトラーが政権を握り、ユダヤ人狩りが始まると、アンネ一家は逃げるようにオランダに移住したのでした。そこで、父親のオットーはジャム作りに使う商品を扱うオペクタ商会を設立し、社長に就任します。運河に面したプリンセンプラハトに会社をかまえ、アンネ一家は後にこの会社の倉庫の空き家部分を隠れ家とするようになるのです。

やがて、ヒトラー政権は他国に侵攻を開始し、オランダにも進軍して、アムステルダムの街もドイツ軍の支配下に落ちることになりました。アムステルダムの街にも「ユダヤ人お断り」の貼り紙があちこちに貼られ、ナチスによって数々のユダヤ人弾圧の禁令がだされました。そして、ナチスから招集を受けたものは出頭せねばならず、東欧の強制収容所に送られるのです。

姉のマルゴーに呼び出し令状が来たのをきっかけにアンネ一家と友人らは、潜伏生活に入る決意をしました。１９４４年８月、ナチスに連行されるまでの潜伏生活の25カ月間の日記が、ただ一人生き残った父親によって戦後に刊行され、世界的に読まれるようになりました。これが『アンネの日記』です。さらに当時の隠れ家の様子を復元して、アンネ・フランクハウスとして公開されているのです。

アンネら一家は、密告され、ナチスに連行されます。「有罪を宣告されたユダヤ人」として、家畜車両で彼らが送り込まれた先は、アウシュヴィッツ強制収容所。乱暴におろされたプラットホームでは、運命の選別が行われました。病人、年寄り、子どもや母親はそのままガス室に直行させられ、残った人間は死ぬまで強制労働に駆り出されるのです。電流を流した青く光る鉄条網の中、アウシュヴィッツは〝世界最大の死の工場〟となっていました。

　ドイツの戦況が悪化するとアンネ姉妹はベルゲン・ベルゼンの収容所に移送され、残された母親は失意の中で病死します。ベルゲンの収容所では不衛生を背景に虱《しらみ》が大発生し、虱でリケッチアが媒介される感染症である発疹チフスの〝史上最悪の大流行〟が起こっていました。当然、アンネ姉妹も発疹チフスに感染します。赤い発疹に頭痛、発熱、意識混濁を起こし、急速に衰弱していきます。ベッドから落ちた姉マルゴーは、もう起き上がることもできなくなりました。その姉の死にアンネも最後の気力を失います。彼女も後を追うように数日後に息を引き取りました。友人らは痩せさらばえた二人の遺体を巨大な露天掘りの墓穴に運んでいったのでした。これが精一杯だったのです。皮肉にもアンネの死後3週間でこの収容所は英国軍によって解放されました。

　アンネは書くことの意義を「わたしの望みは、死んでからもなお生き続けること」としたためています。今、世界中に出版された『アンネの日記』を読み、多くの人々が人間の愚かさを痛感し、人権と命への思慕の思いに捕われているのです。そんなアンネの命を奪ったのは、虱が吸血することで人の体内に侵入させる発疹チフスリケッチアであったのです。発疹チフスは、戦争、貧困、飢餓などの社会的条件の悪化で流行を繰り返しています。

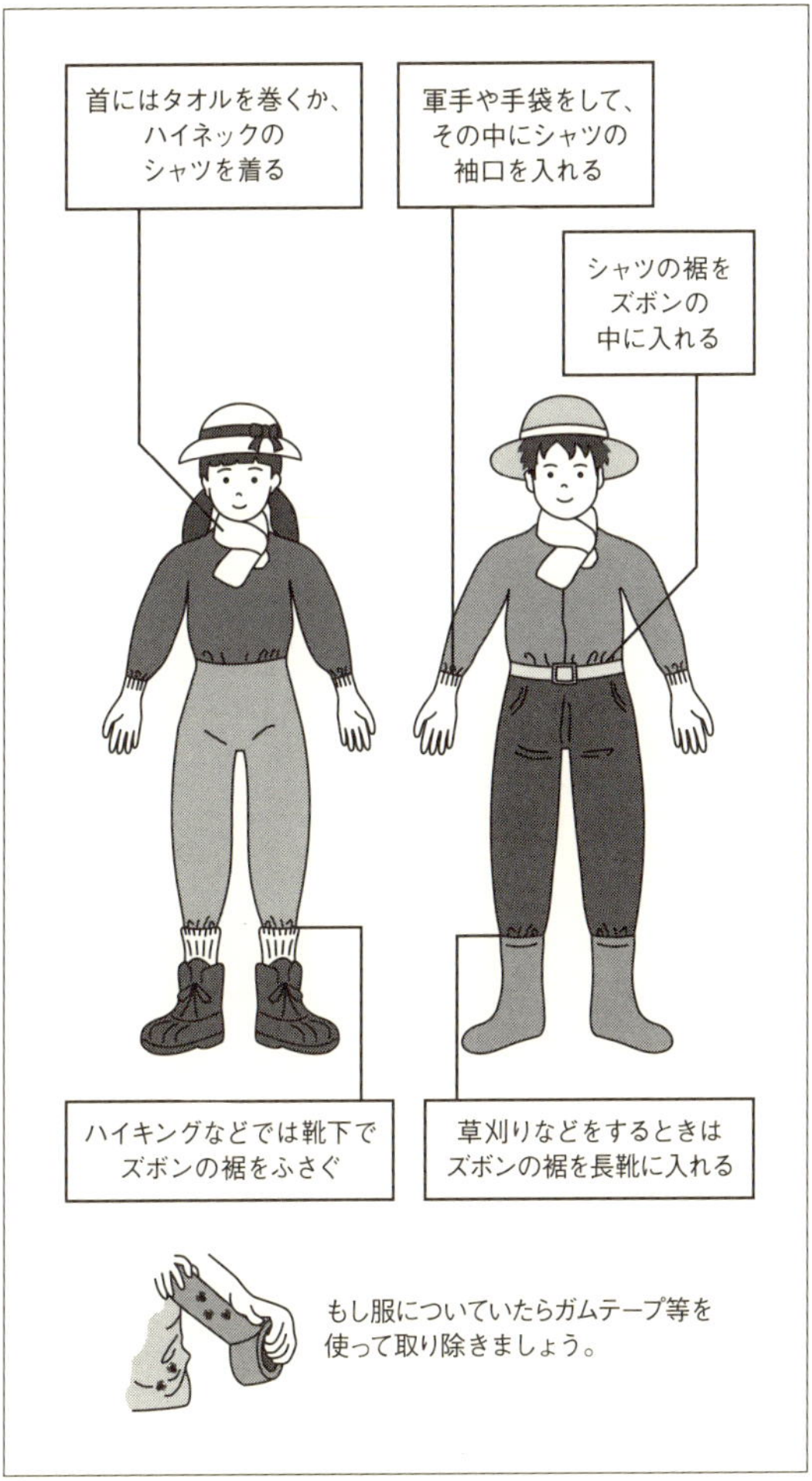
首にはタオルを巻くか、
ハイネックの
シャツを着る
軍手や手袋をして、
その中にシャツの
袖口を入れる
シャツの裾を
ズボンの
中に入れる
ハイキングなどでは靴下で
ズボンの裾をふさぐ
草刈りなどをするときは
ズボンの裾を長靴に入れる
もし服についていたらガムテープ等を
使って取り除きましょう。

マダニに咬まれないための服装

イラスト＝増子勇作（増子デザイン室）（次ページイラストも）

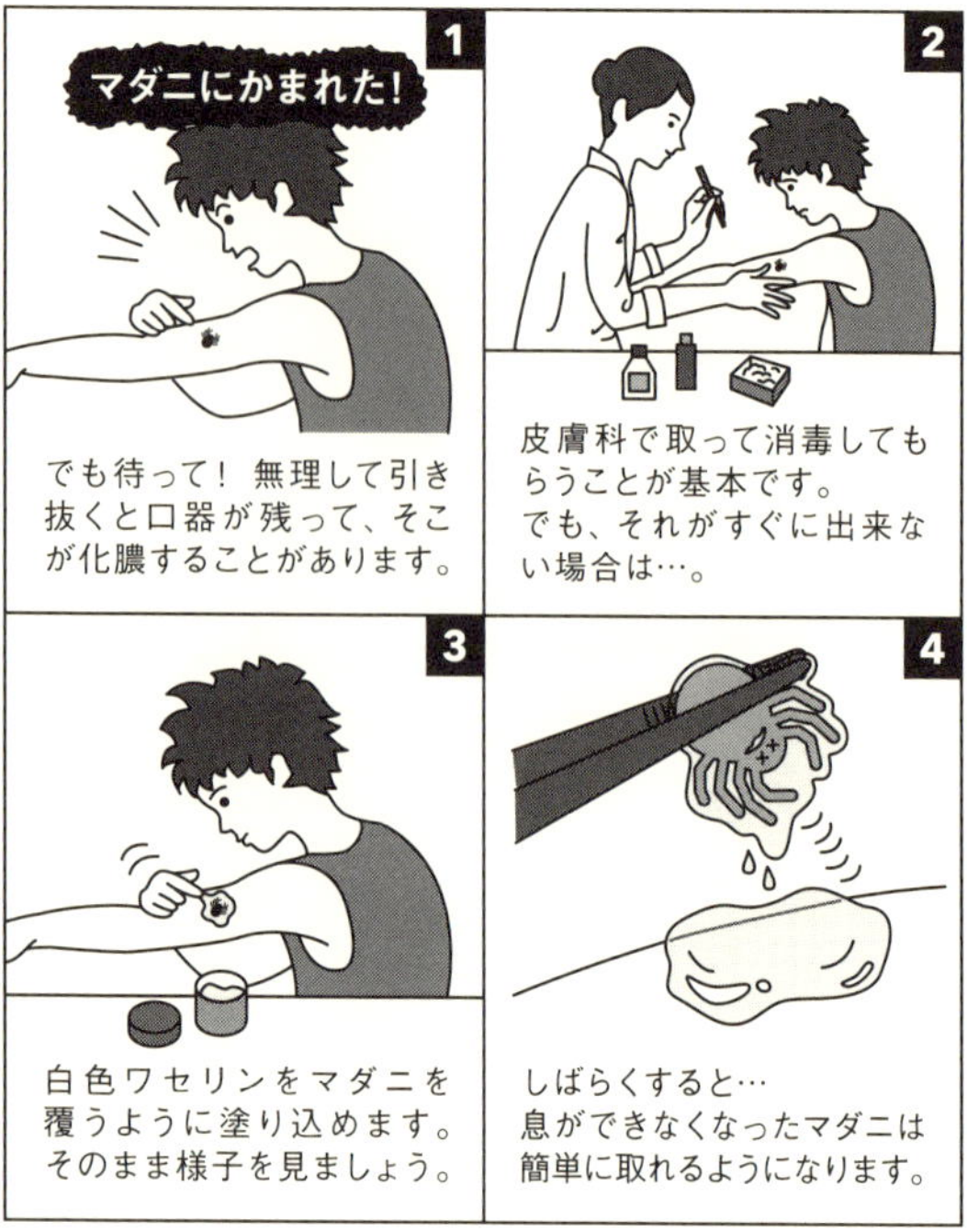
1
マダニにかまれた!
でも待って! 無理して引き抜くと口器が残って、そこが化膿することがあります。
2
皮膚科で取って消毒してもらうことが基本です。
でも、それがすぐに出来ない場合は…。
3
白色ワセリンをマダニを覆うように塗り込めます。
そのまま様子を見ましょう。
4
しばらくすると…
息ができなくなったマダニは簡単に取れるようになります。

マダニに咬まれたら

2章　接触することでうつる感染症

「接触する」というのは、ウイルスを排出している患者や患者の排出したものに触れるという意味です。具体的には性交渉のような接触や患者の血液・体液などの排出物、排泄物《はいせつぶつ》に触れる場合が挙げられます。

梅毒――日本の20代に激増

梅毒は、梅毒トレポネーマ（treponema pallidum）という細菌の感染によって引き起こされます。他人の皮膚や粘膜と直接接触することで感染する性感染症である梅毒は、昔から性風俗に深く関わっていた病気です。このことから過去には「花柳病」（遊女や遊里の病）とも呼ばれ、治療薬のなかった時代には〝感染すると廃人になる恐ろしい病〟と恐れられました。

　この病原菌に効く世界初の治療薬は、ドイツのロベルト・コッホ研究所に留学した秦佐《はたさ》八《はち》郎《ろう》とパウル・エールリヒ（ノーベル賞受賞）によって開発された「サルバルサン」です。サルバルサンの開発とその治療への応用は、世界初の有効な薬剤による治療で、化学療法の幕開けとなった偉業です。後に取り上げますが、秦らはさらに薬剤の合成方法と使用方法が簡単で毒性の低い「ネオサルバルサン」に改良し、1940年代、抗生物質のペニシリンが普及するまで、梅毒唯一の治療薬として、莫大《ばくだい》な人々の命を救ったのです。

これらの治療薬の開発で、梅毒は不治の病から適切な治療を受ければ、治る病気となりました。そして、時の流れと共に、梅毒という病気の恐ろしさが忘れられ、感染の予防の意識も薄れて、今では〝昔の性感染症〟と考えている日本人も多いようです。それどころではありません。私は大学や専門学校で感染症を教えていますが、多くの学生がこの梅毒という感染症さえも知らず、予防の知識も持っていませんでした。

しかし、現在、この梅毒が大きな問題となっているのです。近年日本で梅毒の感染者が急増しているのです。特に20代前半の女性の感染者が激増しています。20代前半の若い女性の梅毒感染者数は、2010年からの5年間で東京都では過去の10倍、全国では5倍にも上っています。

これまでは同性間の性行為による男性の感染者の報告が多かったのですが、最近では異性間によるスマホ世代の若い女性の感染が目立って増えています。そして、特別な職業の女性でない、普通の若い女性の梅毒感染が増えていることからも、梅毒がこれらの世代層を中心

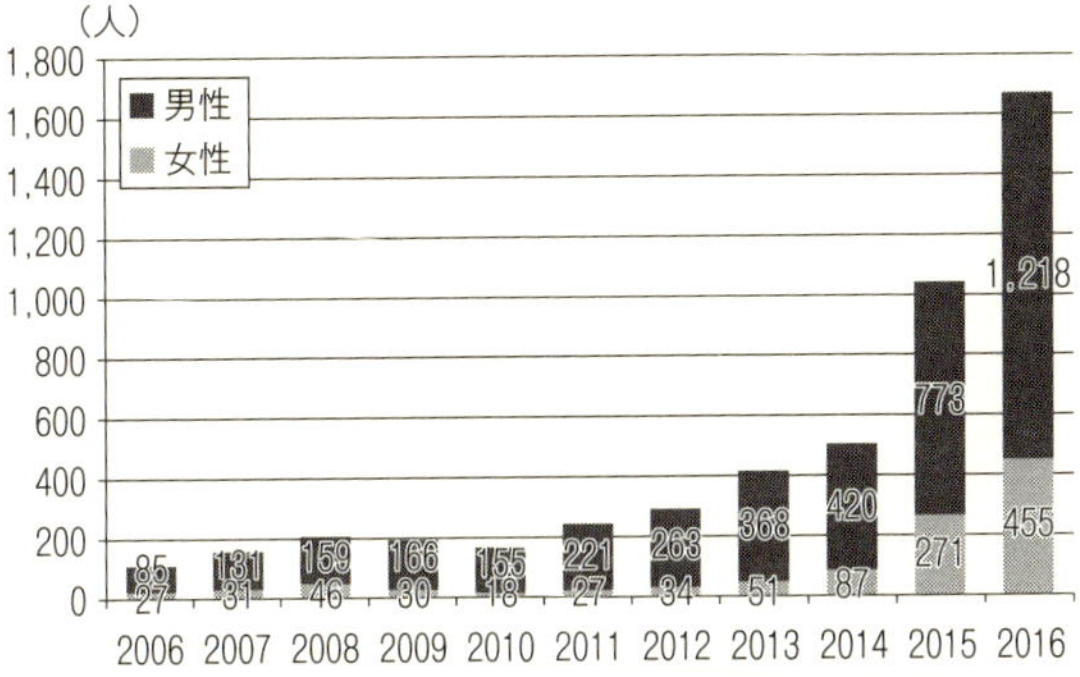

東京都男女別梅毒患者報告数推移　2006〜2016年　計5,036人
（出典：東京都感染症情報センター）

に広く侵襲して行っていることが考えられます。また、報告されている感染者数は、氷山の一角と考えるのが妥当です。

後述しますが、梅毒は感染が発見されにくく、自分でも感染を知らないままにパートナーへ感染させ、感染の拡大を促すこともあります。また、治療開始が遅れることもあります。一方、本人が症状を自覚していたり診断がついていたりしても、梅毒を放っておくとどうなるのかという梅毒の怖さを知っていなければ、性感染症という性質上、医療機関に行かずに潜在化しやすいのです。そして治療が遅れ、さらには治療を中断するなどして、重症化することにつながります。

梅毒は、適切な治療を行わなければ、体内で病原体が持続感染して病気が進行し、そのまま放っておけば命にも関わる病気です。また、妊娠した女性が感染していれば、胎盤を通して胎児に感染し、出生時の母子感染でも赤ちゃんが先天性梅毒という重大な病気となることもあります。若い女性の梅毒感染者の急増は、この先天性梅毒児の発生も心配されるのです。梅毒は普段からの感染の予防と、感染の早期発見、そして、適切な治療の継続が必須です。今、まさに注意喚起をすべき感染症として、性感染症「梅毒」を取り上げたいと思います。

梅毒には隠れ感染者がいる

梅毒は症状が多彩で無症状の期間もあり、症状がなくなったことから治ったと誤解する感染者も多くいます。梅毒の病原体は梅毒トレポネーマという細菌で、患者に症状が消えても体内で増え続けて、この無症候性梅毒の〝隠れ感染者〟からも他者に感染します。このように、本人が梅毒感染に気がつかないでいることも多くあり、知らずにパートナーに感染を拡《ひろ》げやすく、また感染の発見や治療が遅れて重症化したり、長期の治療が必要となったりします。

梅毒には先天性（感染者である母親から胎児に感染する）と後天性（主に性行為によって感染する）の2種類があります。後天性梅毒は症状の進行によって第1期から第4期まで分類されています。出来る限り早い時期から抗生物質での治療が大切です。

潜伏期間は約1週間から13週間です。

《第1期》

感染してから3週間から3カ月までの状態です。陰部、口唇部、口腔《こうこう》内などの梅毒トレポネーマが侵入した部分に赤いしこりや腫れができ、膿《うみ》を出すようになります。痛みを伴わず、気がつかないこともあります。しかし、病原菌は体内に存在し、死滅したわけではありません。

《第2期》

感染後、3カ月から3年の状態で、トレポネーマが全身に拡がり、薔薇《ばら》の花びらのような「バラしん」も全身に拡がり、イボ状の発疹《ほっしん》が出ます。この時期の皮膚の病変は梅毒に特徴的なもので、診断がつきやすい時期です。発疹、発熱、頭痛、倦怠《けんたい》感があり、これらが繰り返されます。

治療を受けなくともこれらの症状は約1カ月で消え、そして、無症状の潜伏梅毒期に移行していきます。しかし、抗生物質で適切な治療を受けていない限り、体内にトレポネーマは残って持続感染をしています。

梅毒トレポネーマは感染者の性器などに多く存在し、直接接触した粘膜や皮膚の小さな傷などから体内に侵入します。この梅毒の1期2期は、特に感染力が強く、この時期の感染者との性行為等の接触は避けなければなりません。1回の性的な接触で梅毒に感染する割合は、15~30%と非常に高いのも注意すべき点です。

《**第3期**》

感染して3年から10年の状態です。固いしこりや腫れが大きくなり、皮膚や骨、筋肉などにゴムのような腫瘍（ゴム腫）が出ます。過去には鼻がもげると表現されたように、鼻骨が変形することもあります。ここまで病状が進み、梅毒トレポネーマが骨を侵し始めると激痛を伴います。

《**第4期**》

10年以上を経過すると神経が侵され、全身の麻痺《まひ》や精神錯乱などが現れます。失明や、歩行などの運動障害、言語障害が出ます。さらに痴呆《ちほう》などの症状も現れます。現代の日本では、3期、4期の感染者は稀《まれ》ですが、梅毒は治療を怠れば、このように重い慢性の感染症なのです。

ですから、なるべく早期に医療機関で梅毒の検査を受け、梅毒トレポネーマに有効であるペニシリン系とセフェム系の抗生物質での治療を受けることが必要です。感染してから長い期間が経過していると、治療も長期化します。症状が消えたからといって決して治った訳ではなく、梅毒トレポネーマは持続感染をしています。正しい抗菌薬による治療を受け、それを継続することが大切であり、また、この症状の出ていない時期にもパートナーに梅毒を感染させる危険性があることを十分に認識しなければなりません。

梅毒はペニシリン治療の開発によって、日本では1955年前後に感染者数は激減し、過去の病気のように考えられていますが、感染患者が潜在化して発見されにくく、治療も徹底されず感染者が急増していることから、2017年現在、特に注意すべき感染症と言えます。

感染を予防する

性感染症の報告数は男性では20代、30代、40代が多く、女性では20代が突出しています。

性感染症の予防には、基本的にパートナーを特定して、不特定多数との交渉を避けることが基本です。しかし、近年のネットを介在させた交流の活発化や性のモラルの変化（低下）などが、性感染症の増加を強く促していると指摘されています。これは、梅毒にも当てはまります。

完全ではありませんがコンドームを適切に使うことで、感染リスクを減らすことができます。実は経口避妊薬の普及は、性感染予防にもなるコンドームの使用率が低下を促し、性感染症の感染者の増加に繋《つな》がっている一面もあるとされます。私が国立感染症研究所に勤務していたときに、性感染症の感染予防という視点から、経口避妊薬の承認に異議の声を挙げていた研究者が多くいました。当時、ＨＩＶ感染症の問題が大きな社会問題となっており、ＨＩＶの感染予防にもコンドームの使用が必要でした。

また、梅毒はオーラルセックスで、喉の咽頭部に感染することもあります。アナルセックスでは直腸に感染することもあります。麻疹《はしか》や風疹は一度罹《かか》ればほとんど発症しませんが、梅毒にすでに感染して体内に抗体を持っていても、再感染を起こします。梅毒が治癒したから、もう感染しないと考えるのは間違いです。

梅毒によって性器に潰瘍などが出来ていると、ＨＩＶをはじめとする他の性感染症に感染しやすくなるとされ、感染率が2～5倍に上昇します。また梅毒とＨＩＶ感染の合併症は、重症化することが報告されています。

自分でも気付かずに感染している人もいると思われます。自分が治療しても、パートナーが未治療ならば、また感染してしまいます。梅毒を含む性感染症の予防について、パートナーと共に一度、真摯に向き合っておくことが必要です。

先天性梅毒の危険性

次に、もう一つの梅毒、感染した母親から胎児に感染する先天性梅毒を説明します。母から子への母子感染は4章で詳しく説明しますが、梅毒の母子感染は重大な先天性梅毒を引き起こしますので、特にここで引き続いて取り上げます。このように、妊娠可能期の女性の梅毒感染は、次世代の子供たちに甚大な健康被害を与える危険性があります。妊娠中の女性の梅毒の感染は、死産や流産の原因ともなり、胎盤を通じて胎児に感染することから、生まれながらに先天性梅毒の児《こ》となる危険性も高いのです。

梅毒は第1期から第4期までと進行していくのは書いた通りですが、梅毒の第1期から第2期の状態でも、妊婦が治療を受けていない場合、胎児に感染を起こします。現在は、妊婦健診に梅毒の検査が含まれていますので、妊婦に感染が判明すれば治療が行われますから、先天性梅毒の発生はほとんどありません。また先天性梅毒は、医師が診断すれば全数が保健所を通じて国に報告されます。2011年5例、2012年4例、2013年4例、2014年9例で、2014年には前年の約2倍へ増加しています。

梅毒に感染している母親が、治療を受けないままに出産、または妊娠34週を過ぎてから治療を始めた場合には、60～80％の高い確率で胎児が梅毒に感染してしまいます。そのような先天性梅毒の児は、すみやかに治療をしなければ数週間以内に重症な症状が現れます。そして、そのような先天性梅毒の児の1割以上が亡くなっています。先天性梅毒はこのように重大な疾患です。2015年の国内の梅毒感染者の報告で、特に20～24歳の年齢層の女性が激増していることは、今後の先天性梅毒の発生の増加が非常に心配される事態です。

患者の記録

梅毒という感染症は、古くから世界各地でさまざまな記述が残されています。皇帝マクシミリアンの秘書であったヨゼフ・グルンペックは、1503年、自身も感染していた梅毒の患者について、その症状を「頭のてっぺんから膝まで、一面にザラザラして逆立った、醜い黒い疥癬《かいせん》（本文ママ）で覆われ」ており「余りに汚く、見るに堪えない有様」（ウィリー・ハンセン、ジャン・フレネ著　渡辺格訳『細菌と人類』中公文庫）であったと記録しています。

フランスの有名な思想家ヴォルテールの小説『カンディード』（1759）の中にも梅毒の記載があります。主人公のカンディードが恩師の哲学者パングロスに再会するシーンでは、見る影もなくこの病に侵された旧師の姿が描写されています。

「からだじゅう吹出物だらけで、目には生気がなく、鼻先は崩れ、口はひん曲り、歯は真黒で、声はしゃがれ、ひどい咳《せき》に苦しんで、気張るたびに歯を一本ずつ吐き出さんばかり」（吉村正一郎訳　岩波文庫）。そして、「余命いくばくもない」と語るのでした。

「生きることは喜びかな」と謳《うた》ったドイツ・ルネサンスの詩人、ウルリッヒ・フォン・フッテン（自身も梅毒治療を受けた）も1519年に著作で「女性器の中に糜爛《びらん》があり、長期に亘《わた》って猛毒を養っている。ところが、その女性が健康であると考えて同棲《どうせい》しようとする男には全く判らないので、それだけ危険が大きい」（『細菌と人類』）と記しています。すでにこの時期には、性器の粘膜疹が感染源となって、性行為で病気になることが観察されています。

また、パドヴァ大学の医学部でコペルニクスと一緒に学んだフラカストーロは、1530年「シュピルスまたはフランス病」というラテン語の詩を創って、梅毒をシュピルスと名付けています。そして、医師としての臨床例の観察から、当時流行していた梅毒は人間同士の接触、特に性行為で伝播《でんぱ》することを主張しています。

梅毒は新世界からやってきたのか

1495年、この恐ろしい感染症である梅毒がイタリアに上陸しようとしたとき、レオナルド・ダ・ヴィンチはミラノで「最後の晩餐《ばんさん》」（1495―97年）の筆をとっており、その病原体である梅毒トレポネーマがイタリアに浸潤し始めた頃、ミケランジェロはサン・ピエトロ大聖堂の「ピエタ」（1498―99年）を大理石の塊に刻んでいました。

梅毒はコロンブスの新大陸発見の手土産であったという説が有力です。

クリストファー・コロンブスの率いる一行が、イスパニョーラ（現ハイチ島）に辿《たど》り着いたのは1492年12月。マルコポーロの描いた黄金の国ジパングへの夢の航路、豊かなアジアへの憧れの道です。スペインの国王の支援を受けたコロンブスの最初の航海は、90人の乗組員と共にギリシャのパロス島から2カ月をかけてバハマに到着しました。このサンゴ礁の島々を目的地のアジア、インドと勘違いしたコロンブスは、先住民をインディオ（インド人）と呼びました。彼らはタノイ族で、長旅に禁欲生活を強いられていたコロンブスの船乗り達は現地の女性と性交渉を持ち、現地の風土病であった梅毒トレポネーマに感染したとされます。この病気に先住民は、小さな斑点ができる程度であまり苦しまなかったのですが、全く免疫を持たず、初感染であるスペイン人は病気に罹っている間じゅう、ひどく苦しんだと記録されています。

１４９３年、コロンブスがインディオ６人を連れてスペインに凱旋《がいせん》帰国を果たすと、イサベラ女王はコロンブスの西方航海の成功はスペインに富と繁栄をもたらすものとして、盛大な祝賀会を催しました。新大陸はスペインの領土であることを諸国に示したのです。

コロンブスら征服者達は、新大陸にはそれまでなかった天然痘や麻疹という新しい感染症を図らずも持ち込み、先住民の間で大流行を起こしました。天然痘や麻疹に全く免疫をもっていなかった現地の人々は、それらのウイルスに曝露《ばくろ》されれば感染しやすく、発症すれば重症化しやすかったのです。感染はあっという間に拡がり、これらの伝染病に倒れた人々は、呆気《あっけ》なく少数のスペイン人らに征服されたのでした。こうして、インカ帝国やアンデス文明が滅びることになったのです。

一方でスペイン人たちは、その返礼のように梅毒の病原菌を現地の女性たちから貰《もら》い受けたのでした。１４９３年４月、コロンブスがバルセロナでイサベラ女王と謁見している間にも、船員らは長旅の疲れを癒しに街に出て、当然のごとくに娼家《しょうか》に立ち寄り、バルセロナ市内に梅毒の病原菌を植え付けたのでした。

同年9月、コロンブスは1500人の船員と17隻の船団で、再度、新大陸を目指します。そのうち14隻の船がスペインに帰国すると多くの船員たちは報奨金を貰って、各地に散っていきました。戦争が日常茶飯事であった当時では、傭兵《ようへい》として雇われて戦地に行く者もいて、その傭兵らが梅毒トレポネーマをまた各地にばらまき、それまでになかった梅毒がヨーロッパに根付いて行くことになっていきます。

そして1494年、フランス国王シャルル8世の起こしたイタリア戦争は、梅毒をヨーロッパ全土に拡大させる決定的な要因となりました。ナポリ王国を手中に収めるため、シャルル8世はヨーロッパ各国から集めた傭兵らを率いてローマに入城。当時のナポリは、スペイン王の支配下にあったのです。

この時、すでにスペインの巷《ちまた》では梅毒の流行が起こり始めていて、ナポリに駐在する兵士の多くはスペイン人で、多くのスペイン人娼婦も同行していました。一方、シャルル8世の率いた傭兵らはフランス、オランダ、スイスからの混成部隊で、さしたる戦闘もなくナポリに入城すると、さっそくスペイン人娼婦らと濃厚な交流をすることで梅毒に感染しました。

やがて、多くの兵士がひどい皮膚病で倒れ、この奇病発生で壊滅する部隊まで出てくると、怖れ慄《おのの》いたシャルル8世はナポリ攻略を諦め、すぐさまフランスに逃げ帰ったのです。しかし、シャルル8世もすでに感染していたのでした。この戦争で梅毒トレポネーマはヨーロッパ中に拡散することになります。

フランス軍はこの奇病のことを〝ナポリ病〟と呼び、ナポリの人々は〝フランス病〟と敵の名で呼び合いました。こうして、梅毒は1495年頃に突然ヨーロッパで流行が始まり、当初は急性の激烈な感染症として流行して、しばしば生命を奪いました。この梅毒の爆発的な流行は凄《すさ》まじいもので、人々は新しい病気が出現したことに恐れおののきました。そして、その後の50年の間に梅毒は急性の感染症から、現在のように進行の遅い型の病気に変化していったのです。

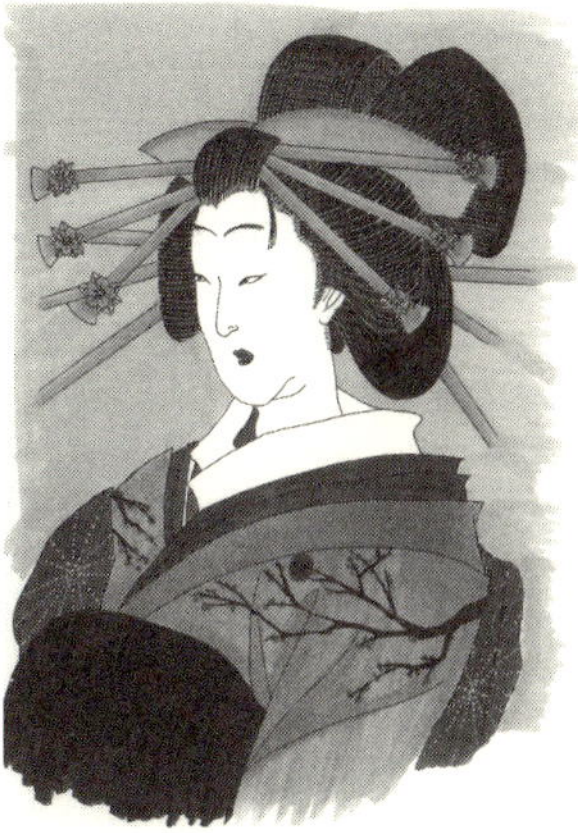

遊廓は花柳と呼ばれ、性感染症の
梅毒は花柳病と言われました

1498年にはヴァスコ・ダ・ガマの一行によって、梅毒はインドにもたらされ、1505年には中国の広東まで広がっています。

1512年には京都にまで到達し、日本では〝広東瘡《カントンそう》〟〝南蛮瘡〟と言われ、土着して長く、今尚も日本人も苦しむことになりました。後に〝花柳病〟と呼ばれたのは前出の通りです。新大陸を出た梅毒トレポネーマは25年で世界を一周したのでした。梅毒の起源については、確たる証拠がある訳ではないのですが、現在のところ梅毒新大陸説が最も注力な説であることは間違いのないところです。

当時の治療

梅毒はスピロヘータ科の梅毒トレポネーマを原因菌とする性感染症ですが、この病気に罹ると膿疱《のうとう》を伴う発疹が全身に現れ、鼠径《そけい》部のリンパ節腫大が生じます。腫大したリンパ節や膿疱は膿汁をもつ潰瘍となりますが、やがて、皮膚をえぐって、鼻や咽頭、口の組織に欠損が現れるのです。そして、骨に腫瘤《しゅりゅう》ができ、神経も冒されて恐ろしい痛みを伴います。このようにして、死をもたらす梅毒は、治療薬の開発されていなかった当時、まさに地獄の責め苦、死に至る病でした。

この病の病原体が発見され、効果的な治療が出回るには、20世紀の初頭までの長い時を待たねばならず、その間、手を変え、品を変えて、怪しげな治療法が世の中に生み出されていきました。しかし、そのほとんどが効果を見込めず、激甚な副作用のあるものばかりでした。

皮膚のかさぶた、湿疹には古くから水銀軟膏《なんこう》が使われていたことから、当時の床屋医者や湯屋医者は、梅毒にももっぱらこの治療を施しました。患者はまず、全身に水銀軟膏を摺《す》り込まれ、毛布にくるまれて、暖炉の前か発汗室に入れられます。このようにして病気の毒を体外に出させようとした燻蒸《くんじょう》式の水銀療法は、大変な苦痛を伴う荒治療で、患者は塗り込められた水銀によって水銀中毒を起こしたのでした。

先に紹介した詩人、ウルリッヒ・フォン・フッテンも、「こんな残酷な目に合うと、たいていの者は、こんなやりかたで治るよりは死んでしまった方がいいと思うのである」（フランス病について）と書いています。

その他には、16世紀前半には、ユソウボクというカリブ原産の植物の樹脂をヤスリで削って、その粉末をお茶にして飲むという治療法がヨーロッパで広く行われましたが、効果はありませんでした。

やがて1870年頃になると、ドイツでは繊維を染める繊維工業が発達し、大量のアニリンという化学物質が市場に流出してきました。すでに17世紀には顕微鏡が発明されており、ヨードチンキや酢酸、硫酸、硝酸銀などによる組織染色が行われるようになっていました。

以後、いろいろな化学染料も用いられるようになったのです。

この頃、パウル・エールリヒは、組織学と化学の両方に関心を持ち、化学物質である染料によって組織への浸透や親和性が異なることを見出し、生きた組織の染色（生体染色）にも成功します。さらに血液中の細胞を染色し、白血球の中で顆粒《かりゅう》を持つ血球を区別しています。1890年、エールリヒはドイツの医師で「細菌学の父」と称賛されることになるロベルト・コッホとの共同研究をすすめ（コッホは結核菌の発見という偉業を成し遂げていますが、結核菌を鮮やかに染色する技術を開発したのはエールリヒでした）、同じ頃、ドイツにやってきた医師で細菌学者の志賀潔《きよし》と共同でトリパノゾーマに作用する色素を発見していました。

このエールリヒの下に新たな日本人研究者がやってきます。その日本人こそが秦佐八郎で、1907年、秦とエールリヒは梅毒治療に効果のあるサルバルサンを開発し、化学療法の扉を開けることになるのです。

特効薬サルバルサンを開発した秦佐八郎

1873年、山根佐八郎（後の秦佐八郎）は、山陰の寒村、島根県美濃郡都茂村の造り酒屋の八男として生をうけました。正義感の強い子どもで勉学に対する熱意が非常に強く、学業ではずば抜けた能力を示していました。15歳で、遠縁に当たる同村の医家秦家の養子となり、医学の道を志します。やがて、中国山脈を徒歩で越えて、岡山第三高等中学校医学部（現岡山大学医学部）に進学、教授陣からその学業能力で「恐るべき生徒」と評されるまでになります。同級生は彼を「山の神」と呼んだそうです。佐八郎は群を抜いた成績で医学部を卒業、軍医として日露戦争にも出征しています。その後、岡山の母校に戻って臨床と研究に励みますが、教授らはこの佐八郎の能力と人格の両方を高く評価して、もっと良い環境で研究をさせるべきだと考えるようになります。

やがて、岡山の恩師の推薦をもらって、佐八郎は、東京の伝染病研究所で北里柴三郎《きたさとしばさぶろう》の弟子となります。この伝研では、同期に野口英世も居ました。志賀潔も同様に伝研に身をおいて、さらにドイツへ留学、赤痢菌を発見しています。このような当時の最先端の研究所に身を置きながら、秦佐八郎はこの時期、8年に亘って、ペストの研究と臨床治療に当たったのでした。彼はこのときのペストの予防、治療の経験を12本の論文に残しています。それらは『ペスト予防法』としてまとめられ、ペスト発生時の対策指針として活用されて、多くの日本人の命を救うことになりました。

このペストの仕事を終えた後、佐八郎は北里の支援でベルリンのロベルト・コッホ研究所のワッセルマン（エールリヒの弟子で、梅毒のワッセルマン反応を開発した）の元へ留学。同研究所を経て、フランクフルトのパウル・エールリヒ博士（前出）の元へ移ります。

佐八郎はベルリンの学会会場で、初めて会ったエールリヒにペストの研究時の感染の危険性を問われました。彼は、高名なエールリヒ教授とは知らずに「捕まえられて牢屋《ろうや》に入れられている罪人にやられるようでは看守失格かと」（研究している病原体に感染するようでは研究者としては失格ですという意味）と思うと答えたそうです。エールリヒは、危険なペストの治療と防疫を全うした実績のある佐八郎を信頼して、スピロヘータ科の細菌を病原体とする梅毒などの化学療法の研究を任せるのを決意したのでした。

サルバルサンからネオサルバルサンへ

佐八郎は、動物に病原菌を植え付けて、試薬の効果と副反応を観察していきました。根気の要る、厳しい仕事でした。やっとのことで、606番目の試作の薬剤であるサルバルサンで、動物の潰瘍が消えたのです。

しかし、サルバルサンは砒素《ひそ》化合物であるために、強い副作用を起こします。副作用の弱い、さらに安全性と有効性を備えたサルバルサンを造る必要がある、と考えた佐八郎は実験を続け、ついに914番目の試薬のネオサルバルサンを開発します。このネオサルバルサンは、1940年代に抗生物質ペニシリンが普及してくるまで、梅毒の唯一の有効な治療薬として、広く世界に普及していきます。

このエールリヒとのサルバルサンの研究によって、佐八郎は初の日本人ノーベル賞候補者としての栄誉を得ました。有効な治療法の無かった梅毒に対して、初めて化学療法によって梅毒の治療を可能にした偉大な日本人なのです。

そんな佐八郎の帰国後の仕事の一つが、先天性梅毒の対策です。佐八郎は、「先天性梅毒の惨害を一般公衆に強く認識せしむ事」を大事として、それとともに「既婚婦人及び婚約婦人全部に亘ってワ氏反応（ワッセルマン反応＝梅毒の感染を調べる検査）を実施すること」を提言して、その結果、もしも陽性となった場合には早期の治療開始によって、「初生児の大多数に於《お》いてワ氏反応を陰性に転化せしめ」得ること等を具体的に示し、対策を求めたのです。

秦佐八郎とエールリヒの開発したサルバルサンは、人類が初めて化学療法を実現した治療薬です。このような偉業を果たした日本人が居たことを是非、知っていただきたいと思い、本書に取り上げました。約100年前に遠くドイツの地で、梅毒トレポネーマとたたかって治療薬を開発した秦佐八郎先生を思うとき、治療薬の開発で梅毒の怖さが薄らいだ〝幸福〟の先に、梅毒感染者が急増しているという日本の現状を、先生が憂えておられるように思えてならないのです。

【コラム　産褥熱の悲劇】

接触感染の予防の基本は、手洗いです。この手洗いがなされなかったために、産褥熱《さんじょくねつ》という感染症に罹って多くの妊産婦が命を失いました。その産褥熱の原因を解明し、医師に手を洗うことを徹底させようと闘った医師が、イグナーツ・ゼンメルワイスです。

産褥熱は、分娩《ぶんべん》のときにできる産道の傷から細菌感染が起こる感染症で、産後の母親が急に高熱を出し、腹膜炎や髄膜炎、全身の皮膚炎等を併発して、重篤化する病気です。当時、その死亡率は平均13％、最悪の場合30％にも上っていました。

ゼンメルワイスが１８４６年にウィーン総合病院の第一産科学教室の助手となり、産科医として働きだしたときにも、この産褥熱が病棟で猛威を奮っていました。ウィーン総合病院での年間分娩数は約３５００例。妊婦は来院した曜日によって、第一病棟と第二病棟とに振り分けられてお産をしました。

この高致死率の重症な病気を防ぎたいと、産褥熱について書物や報告を読みあさっていたゼンメルワイスは、ある日、病院の産褥熱の死亡統計を処理していて、不思議な事に気がつきました。第一病棟と第二病棟との間に、産褥熱の犠牲者の発生数に明らかな違いがあったのです。

第一病棟では、年間600人から800人もの妊婦が死亡しており、その死亡率は13%から、ときに50%にも上るのに対して、第二病棟では60人程度と明らかに少ない犠牲者数に留まっているのです。

隣り合わせに建ち、病棟は、設備、構造上にもほとんど差はなく、お産の件数もほぼ同数であるのに、どうしてこれほどまでに犠牲者数に差が生じるのでしょうか。ゼンメルワイスは、さらに詳しく疫学のデータを検証していきます。

すると、そもそも産褥熱は自宅での分娩では発生が少なく、主として病院での分娩で発生していることがわかりました。また、病棟での産褥熱の発生データを詳細に見ていくと、診察をうけたベッドの列ごとに、産褥熱の発生に差があることにも気がついたのです。

さらに過去の発生データに目を向けると、第一病棟は医師と医学生が分娩を取り扱い、第二病棟は助産師が受け持っていますが、1822年以降において、第一病棟で特に産褥熱の発生数が急増していたのです。この１８２２年は、ちょうど各診療科での死亡患者の病理解剖を、医学生が取り行う教育システムが導入された時期です。当時は、まだ、細菌やウイルス等の微生物が感染症を起こすという発見がなされておらず、病原体の侵入が感染症の原因という考え方がなかった時代でした。

ちょうどその頃、ゼンメルワイスは同僚の法医学教授ヤコブ・コレチュカの死に遭遇することになります。コレチュカは、産褥熱の患者の病理解剖をしていた学生のメスによって、その手に傷を負い、その直後に高熱を出して亡くなったのです。それはまさに産褥熱の女性と全く同じ病態であったのです。

これによりゼンメルワイスは、産褥熱は「化膿性の物質（死体毒素）」が体内に入ることによって起こり、それは、医者や医学生が解剖後の死体の臭いのする手で妊婦の分娩を行い、妊婦に触れることで産褥熱の原因の毒素を伝播させることにある、と考えるに至ります。そして、産褥熱を予防するために、医師や医学生に消臭効果のある塩素水での手洗いを義務付けたのでした。当時、解剖はすべて素手で行われていて、解剖を終えた医師や医学生は手を洗わないままに、妊婦の分娩を介助していたのです。

この効果は絶大なもので、第一病棟の産褥熱発生率は激減し、第二病棟の発生率と差はなくなりました。洗面器に脱臭作用のある塩素水を入れ、彼は、第一病棟の前で監視をしながら、医師らに手洗いを徹底させました。病原微生物の概念はまだ無かったのですが、死体臭を消し去ることで化膿性の物質、死体毒素を取り除いて、産褥熱を予防できると彼は考えたのです。

この彼の発見は、その産褥熱発生の抑止効果から支持者を集めるものの、残念ながら当時の医師たちが〝手洗いの重要性〟を受け入れることは、ほとんどありませんでした。それは、なぜでしょうか。医師らは、これまで多くの妊婦が死亡してきた産褥熱の原因が、自分たち「医師の手」にあったという事実を認めることができなかったのです。医師にとって、それは、科学的には正しいことではあっても、精神的にはあまりに残酷な結論だったのです。

１８４７年当時、ゼンメルワイスは、「医学生が病理解剖のあとに分娩室に入る前には、ブラシで手をよく擦《こす》り、死体臭が無くなるまで塩素水でよく洗う」という決まりをつくっていました。抗生物質が開発される約１００年前、このルールがもっと広く認知されていたなら、どれだけ多くの妊婦の命を救ったことになったでしょう。

エボラ出血熱――風土病が拡がる時代

2歳の男の子が最初だった

２０１３年12月、西アフリカのギニアの2歳の男の子が感染したのが、２０１４年から始まる西アフリカ諸国のエボラウイルス流行の最初の患者でした。この男の子が発症したのは、エボラ出血熱（エボラウイルス病）。この後、西アフリカ３国を中心とした史上最悪の大流行に発展しました。そして、これまでの流行とは、桁違いの多くの感染者と死亡者を出し、流行も長期化したのです。ＷＨＯは「公衆衛生上の緊急事態宣言」を出し、世界中がこのニュースに戦慄したのでした。

この男の子は、ギニア南東部のゲケドゥという、シエラレオネ、リベリアのいずれの国境にも近い僻村《へきそん》に住んでいました。２０１３年12月2日、男児はこの小さな村で高熱を出し、嘔吐やエボラ出血熱特有の症状の、消化管からの出血を示す黒い便をたれ流して、発症から4日後に亡くなりました。この男児の母親も発症、12月13日に出血を伴って死亡。続いて、29日には3歳の姉が、３日後の1月1日には祖母も高熱に嘔吐《おうと》、そして黒い便を流して、相次いで死んだのです。このとき、村で医療活動をしていた人も犠牲になっています。

さらに、葬儀に参列した人々にエボラウイルスの二次感染が多数発生しました。この地域の葬儀の慣習に従って、遺体を清め、お別れに遺体に触れたりした行為で、接触感染が拡がったと考えられます。このときは、まだエボラウイルスの感染とは疑われていませんから、遺体からの感染の危険性に注意は払われていませんでした。

アフリカの地域によっては、遺体に残る食べた物や排泄物を全て素手で取り出して清めるという危険な作業も行われます。葬儀などの厳粛な儀式に対して、その土地の慣習を変えることは非常に難しく、エボラウイルスの流行とわかった後にも、葬儀での遺体からの接触感染は重大な伝播経路となったのでした。こうしてエボラウイルスは村中に拡がり、国境沿いであったために国を越えた近隣の村々へも拡散していったのです。

そして、2014年3月23日、WHOは「29人の死亡を含む、49件のエボラウイルス感染疑い事例が発生した」というギニア政府からの報告を公表しました。こうして、約2年に亘って続く、エボラウイルス病（日本ではエボラ出血熱と言いますが、2014年にWHOは従来のエボラ出血熱という疾患名を、出血を伴わない患者もいるためにエボラウイルス感染症に変更しています）が、西アフリカのリベリア、ギニア、シエラレオネの3国を中心に突然、始まったのでした。

エボラウイルスとは

エボラウイルス病はエボラウイルスの感染によって起こります。エボラウイルスは、感染症の予防及び感染症の患者に対する医療に関する法律（感染症法と略されます）で同じく最も危険な1類感染症とされるマールブルグ病のマールブルグウイルスと同じフィロウイルスです。フィロウイルスのフィロとは、電子顕微鏡で見ると、ウイルスが繊維のフィラメントのような形状をしているところから、名付けられました。

エボラウイルスの構造は、U字状、ひも状、ぜんまい状などの形をとり、ウイルス粒子の直径が約80㎚、長径が700～1500㎚、とインフルエンザウイルスが100㎚であるのと比較しても、巨大なウイルスです。2016年11月現在、エボラウイルスに対する有効なワクチンは実用化されていません。

5種類のエボラウイルス

エボラウイルスは、これまで5種のウイルスが見つかっています。エボラ・ザイール、エボラ・スーダン、エボラ・ブンディブジョ、エボラ・タイフォレスト、エボラ・レストンです。

人に病原性を持つのは、このうち、エボラ・レストンを除く4亜種のエボラウイルスで、いずれも病原性が強く高い致死率ではありますが、30～90％と亜種によって幅があります。このうち、エボラ・ザイールウイルスは、適切な治療を受けなければ9割の患者が死亡するという非常に強い病原性を人に示します。

エボラウイルスが発見された1976年から2014年までの間に、エボラウイルス病は約30回の流行が起こってきましたが、それぞれの流行によってウイルスの亜種が異なっていました。それぞれが独立して発生、流行し、終息したものと考えられます。

2014年の流行で、西アフリカのギニアで分離されたエボラウイルスの遺伝子塩基配列の解析の結果では、アフリカ中央部で発生したことのあるエボラ・ザイールウイルスでした。2014年からの西アフリカの流行で重篤な患者や犠牲者が多発したことは、ウイルスが変化するなどして病原性が特に高まったからではなく、この最悪のザイール亜種のウイルスが流行したことにあります。この流行の致死率は、エボラウイルスの感染が確定された患者において約40％となっています。対症療法の治療が、患者の救命に効果を上げた結果であろうと推察されます。

一方、エボラ・レストンウイルスは、サルには強い病原性を示しますが、人には感染しても症状を出さないとされます。ただし、エボラ・レストンウイルスに感染した人の症例は極めて少ない（健常な成人男性のみ）ので、断言はできません。このレストンウイルスは、フィリピン由来のサルから米国バージニア州で見つかりました。アジアにもエボラウイルスの亜種が存在するということです。

ゴリラの群れが全滅した

エボラウイルスは人やチンパンジー、ゴリラなどの霊長類、アンテロープ（ウシ科の哺乳類、レイヨウ）などに感染することが知られています。ゴリラやサルは人と同じように致死的な症状となり、群れでの集団感染も起こしています。

２００１年、中央アフリカのコンゴ民主共和国とガボン共和国の国境地帯付近でエボラ出血熱の流行が起こりました。コンゴでは感染者が57人、そのうち43人が死亡（致死率75％）、ガボンでは感染者数65人、そのうち死亡者数53人（致死率81％）でした。このとき、同地区の森に棲《す》むゴリラの群にもエボラウイルスが侵入し、２００５年までの4年間にコンゴ共和国のロッシ保護区の森に棲む５０００頭以上のゴリラがエボラウイルスに感染して全滅したとみられています。

ウイルスの自然宿主は？

一方、自然界にはエボラウイルスやマールブルグウイルスといったフィロウイルスを持ちながら、病気を起こさずに共存している自然宿主の動物が存在し、人はその動物や排泄物等と接触することで感染すると考えられます。

同じフィロウイルスのマールブルグウイルスの自然宿主は、オオコウモリ科のルーセットオオコウモリ（Rousettus aegypti）と考えられ、マールブルグウイルスはオオコウモリから人に感染し、さらに人から人に感染して、人の間で拡がると考えられます。エジプトのコウモリが棲みかとする洞窟《どうくつ》を訪れた人が、マールブルグ病（マールブルグ熱）を発症した事例も複数報告されています。コウモリ由来の排泄物や唾液などの体液が、コウモリの発する超音波で微細な霧状になって、閉鎖的空間である洞窟内に漂う可能性があります。また、コウモリを自然宿主とする致死性の病原体が複数あることからも、コウモリの棲息《せいそく》する洞窟への立ち入りは危険です。

エボラウイルスについて言えば、コウモリの一種（オオコウモリ、フルーツバット）は、エ

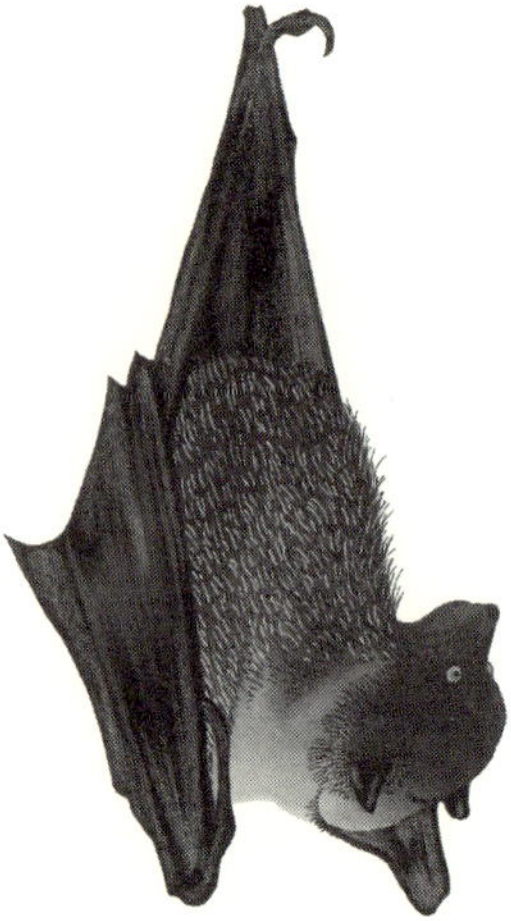

コウモリのウイルスが人に感染し致死性の症状を起こしているのだろう

ボラウイルスを接種しても症状を出さないことが確認されています。また、これまで、エボラウイルス病の患者は熱帯雨林付近で風土病的に発生してきましたが、オオコウモリの生息地と患者発生地域が重なっていることも自然宿主と疑われる要因です。さらにコウモリから、エボラウイルスに対する抗体やウイルスの遺伝子の一部が検出されたことがあります。エボラウイルスがコウモリの体内に居たことを示します。しかし、これまでコウモリから、感染性のエボラウイルスが分離されたことはありません。エボラウイルスの自然宿主であると証明するためには、継続的にある程度の高い確率で、感染性のウイルスが分離されるか、少なくともウイルス遺伝子が検出される必要があります。現段階では、オオコウモリでこれらを確認できてはいません。

一方、アフリカ中央部で発生した、人でのエボラウイルスの流行の原因となったエボラウイルス種は、同時期の同地域のコウモリの血液から主に検出されるエボラウイルスに対する特異抗体と相関しています。また、エボラウイルスが最初に発見された中部アフリカでは、コウモリが食用とされていることから、人とコウモリの直接の接触もあるのです。これらのことからも、コウモリがエボラウイルスの本来の自然宿主ではないかと疑われています。しかし、2017年1月の時点でコウモリが自然宿主であると公式に認められているわけではありません。

人は、エボラウイルスに感染したサル等の野生動物を狩猟して、皮をはぐ、解体するなどの作業で、その死体や生肉に直接触れることで感染します。その第一例の患者からその家族や親族へ、そして周辺の村々の人々へとエボラウイルスが拡がることが、これまでの地域流行の発生でした。アフリカには「ブッシュミート」という野生動物の食文化がありますが、エボラウイルスの感染を予防するために、外務省は今回（2014年）の流行で西アフリカ等の現地に滞在する邦人に向けて「野生動物の肉を食べないこと」などの注意啓発を出しました。

その重篤な症状とは

曝露後7～10日、最長で3週間の潜伏期を過ぎて発症すると、突然の高熱、頭痛、筋肉痛や全身の強い倦怠感などのインフルエンザ様の症状が現れます。このありふれた初期症状で、エボラウイルス病を疑うことは難しく、隔離等の対応は取られにくいのです。また、潜伏期が大変長いために、この間に人が移動して感染地域を拡げることがあります。特に、現代の交通事情が良くなった環境では、エボラウイルスが地域に留まらず、飛び火しやすくなっています。

続いて、発症後4~7日目に、嘔吐、下痢、頭痛、貧血や血圧の低下が生じてきます。嘔吐、下痢は特徴的で、この時期に重度の脱水が起こり、重症化して死亡する人も多いのです。この時期を超えると、発症から7~10日目で重篤となり、外出血、内出血を伴って、意識混濁、ショック症状によって死に至ることが多くなります。

患者の体内にエボラウイルスに対する抗体がつくられてくるまでの間、対症療法によって患者の全身状態をいかに良好に保ってもちこたえられるかが、予後に対する肝心な点となるのです。

人から人への感染経路

患者の体液、唾液、吐瀉《としゃ》物、汚物、血液、精液などに触れることによって、エボラウイルスに感染します。患者に嘔吐や下痢などの症状が出てくると、患者に直接接触する機会のある家族や看護人に二次感染が起こりやすくなります。重症となった患者の体液や血液には、1㎖当たり1億個ものエボラウイルスが含まれます。これに対して、人への感染は数十個から数百個程度のウイルスが体内に侵入しただけでも成立すると推定されています。排泄物や吐瀉物、血液のごくわずかな接触でも感染すると考えられるのです。

吐瀉物や汚物に素手で触れてしまうと、皮膚の表面のささくれや小さな傷からも感染の危険性があり、触れた手指で、目や口、鼻などを無意識に触れれば、その粘膜からエボラウイルスが侵入して感染が起こってしまいます。

人の皮膚の表面には目に見えない微細な傷が多数あります。素手での医療行為は厳禁で、葬儀の際に遺体に素手で触れ、遺体を清めるといった行為は、極めて危険な作業であったことになります。

また、嘔吐などでは周囲に吐瀉物の飛沫《ひまつ》が飛散します。わずかなウイルス量で感染が成立することからも、飛び散った吐瀉物汚物などの飛沫が看護人に付着することや周囲への汚染も危険です。

安全保障理事会での決議

２０１４年の大流行の以前までは、エボラウイルス病はアフリカ中央部の密林周辺の小さな村で発生し、風土病的にその地域で局所的に流行し、短い期間（長くも数カ月間くらい）で終息していました。このようなエボラウイルス病の集団発生の１回当たりの感染者数は数十人規模で多くとも数百人に留まりました。しかし、致死率の高く、極めて重篤な疾患ながら医療が限られる地域でそのほとんどが発生しているので、半分以上が死亡していました。これまでエボラウイルスの地域流行は約30事例発生しています（表）。

このようにアフリカ中央部の風土病であったエボラウイルス病が、西アフリカ諸国の首都までを巻き込んでの、都市型の大流行に発展したのは何故《なぜ》でしょうか。また、現地で感染した医療従事者等が航空機で国外に移動して、欧米諸国でもエボラ患者が発生、アフリカ大陸外での初めての患者発生となりました。

このエボラウイルス病の流行は、シエラレオネは２０１５年11月７日、ギニアは２０１５年12月29日、リベリアは２０１６年１月14日にようやく終息を宣言されました。これまでにない長期間に亘る流行で、この３国で２万８６１６人の確定診断患者、感染の可能性の高い患者、及び疑いのある患者が報告され、このうち、１万１３１０人が死亡したのでした（致

主なエボラウイルス病の地域流行（アウトブレイク）

年	国	地域	エボラウイルス型	患者数（人）	死亡者数（人）	致死率（%）	備考
1976	スーダン	ヌザーラ、マリディイ	スーダン株	284	151	53	
1976	ザイール	ヤンブク	ザイール株	318	280	88	
1976	イギリス		スーダン株	1	0	0	実験室での注射針を刺した事故
1977	ザイール	タンダラ	ザイール株	1	1	100	
1979	スーダン		スーダン株	34	22	65	
1989～90	アメリカ合衆国		レストン株	7	0	0	フィリピンからのアカゲザルによるウイルス侵入サルからヒトへの感染が確認されたが、ヒトは無症状
1994	ガボン	マコクウ	ザイール株	52	31	60	
1994	コートジボワール	タイ	コートジボワール株	1	0	0	チンパンジーからの感染
1995	ザイール	オゴウエ	ザイール株	315	250	81	
1996（1～4月）	ガボン	マイボウト	ザイール株	37	21	57	チンパンジーからの感染
1996～97	ガボン	オゴウエ	ザイール株	60	45	74	チンパンジーからの感染
1996	南アフリカ	ヨハネスバーグ	ザイール株	2	1	50	ガボンの患者から感染
2000～01	ウガンダ	グル、マシンディなど	スーダン株	425	224	53	
2001～02（10～3月）	ガボン	メカンボほかガボンとコンゴ共和国の国境地帯	ザイール株	65	53	82	国境を越えて感染拡大
2001～02（10～4月）	コンゴ共和国	ガボンとコンゴ共和国の国境地帯	ザイール株	57	43	75	ガボンの患者から感染
2002～03（12～4月）	コンゴ共和国	コンゴ共和国の森林でゴリラやチンパンジー、森林カモシカが死亡	ザイール株	143	129	89	サル類はエボラウイルス感染による死亡と確認された
2003（11～12月）	コンゴ共和国	Wccmo 地区	ザイール株	35	29	83	
2004	スーダン	ヤンビオ	スーダン株	17	7	41	
2007	コンゴ共和国		ザイール株	264	187	71	
2007～08（12～1月）	ウガンダ		ブンディブージョ株	131	42	32	エボラ・ブンディブージョ株による最初の感染
2008	フィリピン		レストン株	6	0	0	レストン株はヒトは無症状
2008～09（12～2月）	コンゴ民主共和国	Kasai Occidental Prowince	ザイール株	32	15	47	
2011	ウガンダ	Lurdbugyo District	スーダン株	1	1	100	
2014～16（1月）	ギニア、リベリア、シエラレオネなど	西アフリカ諸国を中心に流行	ザイール株	28,616	11,310	39.6	

死率40％）。しかし、保健当局の目の届かないところで亡くなったケースも多数あり、つまり確認できていない感染者、死亡者も存在するので実数はもっと多かったのです。公式に確認された数字で比較しても、これまでのエボラウイルス病流行の感染・死者数とは、まさに二桁も違う異常な数の感染者、犠牲者が発生した大流行だったのです。それは、1976年のアフリカ中央部のスーダン（南スーダン）でこのエボラと言う疾患が初めて確認されて以来、30事例以上起こっていた地域流行における感染者の総数をはるかに凌駕《りょうが》した数でした。さらに流行期間も約2年余りと、なかなか終息しませんでした。

2016年3月29日、西アフリカのエボラ出血熱の感染流行に対して出されていた「国際的な懸念に対する公衆衛生上の緊急事態」がやっと解除されました。この流行で、日本にエボラウイルス病の患者の入国がなかったことは、幸いであったとしか言えません。

では、なぜ、中部アフリカの風土病であったエボラウイルス病が、このような地球規模の公衆衛生上の危機にまで発展してしまったのでしょうか。多くのウイルス学者や公衆衛生の専門家が想定していなかった規模での、長期間に亘る、西アフリカ諸国という新天地での流行でした。これには、21世紀の現代社会の抱える背景が、色濃く影響したものとも言えるのです。

エボラウイルスは野生動物から人への感染は起こりにくいのですが、一旦、人の感染者が出ると看護人や家族等への、人から人への感染が起こってきます。感染者の血液や体液、吐瀉物や排泄物に直接接触することで感染はするものの、基本的には、インフルエンザのように患者の咳やクシャミなどの飛沫や飛沫核で感染伝播はしないと考えられてきました。また、重症化するために患者は寝たまま、動くこともできないので、感染させる人は看護人や家族等に限られます。ですから、エボラウイルスは、効率良く人から人に感染伝播が繰り返され、広い地域で大流行するような病気ではないはずでした。しかし、現地の葬儀の慣習による遺体に直接触れる行為は、感染拡大を強く促す結果となります。

エボラウイルス病の流行を防ぐには、少数の発生のうちに感染を封じ込めることが重要ですが、2014年からの流行ではこの機を逸しています。年明けから3月にかけて、ギニア保健省は原因不明の出血熱が集団発生している事を把握し、3月20日この出血熱患者は36人を確認し、23人が死亡したと発表しました。そして、フランス・リヨンのパスツール研究所に患者の検体を送り、そこでエボラウイルスが検出されたのでした。このとき、すでに感染が疑われる人は80人、死亡者59人となっていたのです。これを受け、WHOは翌3月23日には、エボラウイルス病の警戒警報を出しています。しかし時はすでに遅く、エボラウイルスは隣国のリベリア、シエラレオネにも拡がり始めていたのでした。

このようにして始まった2014年のエボラウイルス病の流行は、病原性の極めて強い感染症ではあるものの、地域流行に留まり広域では流行しにくいという、それまでのエボラ流行の常識を打ち破って、想定をくつがえす状況となっていくのでした。

4月、国境なき医師団が事態を憂慮し、現地に医療関係者を派遣し始めますが、感染拡大には歯止めがかかりません。しかし、この時点では、WHOは事態の危機感を十分に認識できず、欧米諸国も反応が鈍かったため本格的な対応は取られなかったのです。これには、これまでのエボラウイルス病が比較的短い期間で終息してきたという先入観が、甘いリスク評価につながったと考えられます。

6月に入るとエボラウイルス病の流行地域はますます拡大し、感染患者が急激に増加して、国境なき医師団は「制御できない状況」との声明を出します。こうして、やっと、WHO事務局長も、西アフリカ3国でのエボラウイルス病の流行の拡大を抑えるのに苦慮している事実を認めたのでした。こうしてようやく国際的な報道も増え始め、この頃、日本の人々も国際ニュース等で見聞きするところとなったのです。その頃、現地では医療体制が崩れ、埋葬が間に合わずに感染の危険性のある遺体が街路に放置されている事態だったのです。

2014年8月8日、WHOは、この西アフリカ諸国のエボラウイルス病の流行を「国際的に懸念される公衆衛生上の緊急事態」と発表。現地でエボラウイルス病の流行抑制が出来ず、犠牲者が増え続けているという事態を受けて、9月、国連安全保障理事会は緊急会合を開き、〝西アフリカでのエボラ出血熱の流行は、世界がかつて経験したことがないほどの規模となっており、もはや公衆衛生を脅かす危機であるだけでなく、社会、経済、人道、政治、安全保障に大きく影響を与える複雑な緊急事態である〟との判断を示して、「国際の平和と安全に対する脅威と認定する安保理決議2177」を採択したのでした。安保理が保健関連で緊急会合を開催し、決議を採択したのは史上初めてのことです。ここで、エボラウイルス病が世界に飛び火し、各地で流行が起きるのではないかという不安が一気に拡がったのです。

交通網の発達で風土病が首都へ運ばれる

エボラウイルスが感染してから発症するまでの潜伏期間は2〜21日、平均すると7〜10日で発症します。この長い潜伏期の間に感染者が移動することで、広域にエボラウイルスが運ばれます。近年のアフリカ諸国の長距離の道路整備と車の普及で、僻村に留まっていたエボラウイルスが都市に運ばれることが可能となりました。

近年、アフリカ諸国がめざましく発展し、長距離のハイウェイが整備され、バスや車が普及して、初発地の僻村から、大きな都市へ長い潜伏期の間に感染者が移動して、都市にエボラウイルスが侵入することになりました。都市は、人口が集中し人口密度も高く、ウイルスの感染・伝播には好都合です。さらに海外の都市には、高密度で人々が集まって居住するスラム地域が多くあります。スラム地域は、衛生状態も悪く、医療サービスが入りにくく、そこでエボラウイルス病の患者が発生したことで、感染・伝播が拡がり、今回の爆発的な流行の起点となったと考えられています。このような地域は行政サービスも届いていないため、流行の発生や状況の把握もできず、感染爆発に繋がっていったと考えられます。

2016年、世界人口は73億人、2050年には90億人を突破するとも推定されています。食料増産の必要性から、ジャングルや密林等の開発をして農地を拡げ、人の居住区域もそれらの開拓地に拡がっています。こうして野生動物の生息エリアに人が踏み込むことで、これまでは接触する機会の少なかった動物と人が接触する機会が増え、エボラウイルスを始め、さまざまなウイルスや細菌などに人が感染する機会がつくられます。それらの微生物は自然宿主とは病気を起こさずに共存していますが、人に対しては病原微生物となり発症して、ときに致死性の感染症となるのです。野生動物との直接接触だけでなく、動物の体液、血液、特に排泄物などに接触すると、感染のリスクが出てくるのです。そして、地球人口が激増している現代社会では、このような動物由来の新しい感染症のリスクはますます高まっています。

もちろん、これまでも、密林や周囲の村々に居住する部族も存在していましたし、野生動物を狩猟して蛋白源《たんぱくげん》とする生活習慣と食文化は、広く分布していました。このような人々には、野生動物からの病原体に感染する機会はありましたが、それは過去のエボラウイルス病のように、家族内や村内に留まる地域的な流行で終わっていました。

しかし、今回のエボラウイルス病の西アフリカでの大流行のように、人の交流が増加し、交通網も移動手段も整い始めて、病原体が遠隔地への人口密集地（特にスラム地域）へ運ばれるようになると、感染地域は拡大し、流行の規模も大きくなりやすくなるのです。

今回のエボラウイルス病は、アフリカ諸国の経済発展と交流の活発化、広域化の影響が、顕著に現れています。野生動物の生息する密林周囲の村々、近隣の町と大都市が、短時間で繋がり、交流量とスピード効率も上がりました。その結果、僻村の地域流行から都市での大規模な集団感染にエボラウイルスの流行の形態が変わってきたのです。首都にまで入ったエボラウイルスが、国際空港から航空機でヨーロッパや北米大陸に拡散したことも、21世紀の象徴的な感染症流行の様式です。

現在、世界中のほとんどの大都市にはスラム街があり、そこに棲む人々は10億人以上とされ、国際連合人間居住計画によれば、2030年には20億人を超えるといわれています。そして、このような流行形態の変化は、エボラウイルス以外の病原体でも十分に起こり得ることであろうと思われます。

日本に侵入したら

そして、エボラウイルス病がアフリカ諸国の都市で発生し、流行を起こしてそれが長期化した場合、日本にエボラウイルスが侵入するリスクも想定されます。

たとえば、海外の流行地から潜伏期の感染者が入国し、その後、ホテルや自宅で体調が悪くなったのに、入国時の検疫所に体調不良を連絡するという注意事項に従わずに、自己判断で一般の医療機関を直接に受診したとしましょう（これは、2014年、実際にあった事例です。エボラウイルス感染でなかったことは幸いでした）。

そのクリニックで、エボラウイルスの流行地域から帰国したことや患者との接触歴の有無などの情報を医師にきちんと説明しなければ、初期のインフルエンザ様の症状の段階では医師がエボラ出血熱を疑うことはまずありません。当然、隔離などの対応が、ここでは執られません。そして、多くの人が暮らす市中にエボラ患者が戻り、家族などの周囲に感染を拡げる事態も起こるでしょう。医療機関での二次感染も生じてきます。

そして、患者は自宅やホテルで急速に重篤化し、そのまま一般の病院に救急車や急患で運ばれたとしましょう。その病院のトイレでエボラ出血熱特有の下痢をすると、便器の外に飛び散った少量の汚物でも、そこに含まれる夥《おびただ》しい数のエボラウイルスが感染源になり得ますし、待合室や病室で嘔吐してしまえば、周囲の人々を含め、院内感染の一大原因になります。当然、診察した医師や看護師に感染が及びます。

東京駅や新宿駅、大阪駅等の莫大な人数の乗降客が利用する駅に感染者が紛れこんでしまった場合は最悪です。駅の構内やトイレ、車両などの空間で、病状が急変してきた患者が嘔吐、下痢等の症状を呈した場合、汚物中の夥しい感染性のエボラウイルスがまきちらかされます。それが感染源になって接触感染が拡大してしまいます。そして、そのような不特定多数の人々が集まっては拡散していく、このような都市の交通機関やイベント会場などでの二次感染者の追跡はまず不可能です。

日本では、西アフリカ諸国のような流行形態は起こらないと思いますが、エボラウイルスはアフリカの風土病だから無関係と考えることは、グローバル化した現代社会では甘いということなのです。

3章　吸い込んでうつる感染症

結核　古くて新しい感染症

結核という感染症をご存じでしょうか。小説や映画などでは、しばしば結核の患者が登場するのでご存じかもしれません。結核は結核菌の慢性感染によって起こる感染症です。世界三大感染症（次頁の表）がＨＩＶ／エイズ、結核、マラリアとされていますが、結核の死亡者数ではＨＩＶ／エイズに次いで2番目に多い重大な病気です。２０１３年には年間、９００万人の人が結核となり、１５０万人の死亡者が出ています。さらにこのうち、48万人が多剤耐性結核という、少なくとも標準的な治療に使われる最も強力な治療薬（イソニアジドとリファンピシン）が効かない結核菌による結核を発症しているとされます。さらに全ての治療薬の効かなくなった超多剤性結核菌も発生しています。このような耐性菌の結核の拡《ひろ》がりが、今後の結核の動向や健康被害に重大なリスクを与えているのです。

このような結核の被害は発展途上国のことで、日本には関係の薄いこと、と思っていませ

HIV／エイズ（2010年 UNAIDS 統計）	
世界の総患者総数	3,330万人
年間新規 HIV 感染者数	260万人
2009年間エイズ死亡者数	180万人
結核（2010年 WHO 世界結核対策報告書）	
年間発病者数	約940万人
年間死亡者数	約170万人
マラリア（2010年 WHO 世界マラリア報告書）	
年間罹患者数	2億2,500万人
年間死亡者数	約78万人

［**世界三大感染症**］

※いずれも2009年調査結果

んか。確かに、現在の結核の死亡者の95%以上は低・中所得国で発生しています。しかし、日本でも結核の罹患《りかん》率は人口10万人あたり14・4人（2015年）で、他の欧米先進諸国が結核罹患率10人以下（低蔓延《まんえん》国）となっているのに対して高い数字です。日本は、今なお、結核の〝中蔓延国〟という位置付けです。明治時代から第二次世界大戦を経た昭和20年代まで、結核は広く国民に流行し、感染・発症していることから国民病と呼ばれていました。多くの犠牲者を出し、日本社会に大きな悪影響を与えることから亡国病とも言われました。そして、治療薬のなかった時代、人々は結核を死病と恐れたのです。

その後、細菌に抗菌効果を示す抗生物質の開発や結核予防法の制定による全国的な結核対策への取り組みで、日本での結核死亡者数は激減しました。一方で人々の結核への危機意識も関心も薄れ、現代の日本でときに起こる結核の集団感染の発生の一因ともなっています。

日本の結核の新規患者発生数の減少は鈍ってきている現状です。今の日本においても、新規結核患者が一日に56人発生し、6人が亡くなっています。

そして、後述しますが、結核は、今後の日本でさらに深刻な問題に発展していく可能性のある感染症です。本章では、吸い込むことでうつる感染症として、この結核を取り上げます。

どうやってうつるのか

結核は結核菌の感染によって引き起こされます。結核は全身感染症ですが、主として肺に炎症を起こします。結核菌は、酸素を好んで増殖するため、肺に病巣をつくることが多く、過去には肺病と呼ばれました。

結核菌を外に出すのは一部の患者に限られますが、菌を排出している結核患者の痰《たん》の中には、特に多くの結核菌が含まれています。患者の咳《せき》やくしゃみ、話したりしたときの唾とともに、空間中に結核菌が飛散します。それを周囲の人が吸い込むことによってうつります。

唾液の粒子（飛沫《ひまつ》）の中に含まれた結核菌は、重力で落下していきますし、広い空間では三次元的に拡散していきます。しかし、空気が乾燥している室内などでは、飛沫の水分が瞬時に乾燥して、軽くなった結核菌飛沫核と呼ばれる結核菌が長く空中を漂い、空気の流れで移動することもあります。さらに空調の換気設備が共通している建物の室内では、空気の流れによって結核菌が別の部屋に流れ込み、患者と同室してなくとも感染する場合があります。このように結核菌は空気感染でうつるのです。

しかし、結核菌は肺の奥の気管支壁にまで到達しないと、感染が成立しません。飛沫などの大きな粒は、気管支粘膜に吸着されますし、また鼻毛や気管支内壁の繊毛運動によって外へ排出されて、肺の奥までは届かないのです。

空気感染をする点では同じ麻疹《はしか》ウイルスは、鼻や喉の表面の細胞に感染するので感染成立しやすく、非常に強い伝播《でんぱ》力を持ち得ます。これはインフルエンザも同じです。しかし、結核菌は肺の奥なので、麻疹やインフルエンザに比べると感染成立がしにくくなります。

さらに結核菌は増殖するのがゆっくりで、一般的な細菌やウイルスの数十倍から数百倍も遅く、増殖効率も悪いので感染しにくいのです。このようなことから、麻疹やインフルエンザなどの感染症に比べると、結核菌は感染力が弱くなります。このため、結核菌を排出している患者との長期間にわたる密な接触がないと、実際は他者にうつりにくいとされます。

しかし、油断は禁物です。治療を開始する前の患者が、自分でも気付かずに職場や学校、家庭で排菌している場合もあります。また、未治療の重症な肺結核の患者は、多量の結核菌を出していることもあるのです。この場合では、周囲の人たちに非常に感染が成立しやすくなるのです。カラオケルームや図書館個室、ゼミ室、思ってみないところで知らずに空気感染をします。近づかないのが難しい現実に照らすと、排菌患者はそもそも隔離となります。

大事なことは、発症したと思われる人の行動です。2週間以上、咳が長引いて続くような場合には、念のためにも医療機関を受診することです。家族や同僚に結核菌を拡大させないためにも、結核を疑ったら速やかに検査を受けましょう。高齢の家族が急に痩せ、体力が衰えるなどの場合は、結核を疑い、共に医療機関へ行きます。咳が出る場合にはマスクをつけて、医療機関を受診します。最寄りの保健所で結核の診療ができる病院を紹介してくれます。

乳幼児は結核が重症化しやすいため、結核を予防するワクチンであるBCGが国の定期予防接種として奨《すす》められています。乳幼児にBCGワクチンで免疫をつけることにより、結核の発症を52〜74%、重篤な髄膜炎や全身性の結核を64〜78%程度予防できるとされています。日本の結核患者の発生は多いのですが、小児に限れば発生率が低いのはBCGの効果と考えられています。BCGは一度打てば、10〜15年効果が続きます。標準的な接種期間は生後5カ月から8カ月です。市町村からの案内を確認して、忘れずに接種します。

感染と発症は違う

また、結核では、感染と発病は異なります。麻疹や天然痘が初めて感染すれば、全ての人が発症するのに対して、結核は感染したからと言って、全員が発病する訳ではありません。人が結核菌に曝露《ばくろ》されて感染する確率は平均して約3割、感染後、発病する割合は1割から3割とされます。

〝結核を発病する〟ということは、感染後、結核菌が活動を始めて、菌が増殖し、体の組織を壊していくことです。結核菌に感染しても結核を発症しない人が多くいるのは、体の免疫機能が体内の結核菌の増殖を抑え込むためです。ですから、結核を発症する割合は、年齢層や生活環境、社会状況などによって異なります。

結核を発病する割合は、前に触れた結核を予防するワクチンのBCG接種を受けた人で感染を受けた人の5～10%とされます。しかし、若い人の集団感染では感染を受けた人の10～20%以上が発病した事例もあります。または、結核の発病とその予後は、HIV感染（後天性免疫不全症候群〔エイズ〕、エイズウイルスはTリンパ球やマクロファージに感染して、免疫機能を壊す）や糖尿病などの他の慢性疾患などによる免疫力の状態によっても大きく隔たります（後述）。

発病し、症状が進むと咳や痰が出て、結核菌が空中に吐き出されるようになります。これが排菌です。治療が行われるなどして、発病しても排菌していないこともあり、そのような場合は感染源とはなりません。

しかし、免疫機能は結核菌の増殖を抑えても、菌すべてを死滅させて排除できる訳ではありません。結核菌は固い外膜を持ち、増えるのも遅く、人の免疫系と巧妙にバランスを保って、生き延びます。その結果、結核菌は人の体内で共存することになります（潜在性結核）。こうして、数年、ときに数十年と人の体内に潜伏・共存し、その後に結核を発症することもあります。加齢や過労、栄養不良、ＨＩＶ感染やエイズの発症などの他の病気など、免疫力が弱まると、結核菌が活動を始め、発症につながっていくと考えられています。

しかし、現在の日本の患者では、感染してから2年以内に発症する人が多く、結核発症者の6割は感染してから1年以内に発病しています。

発病するとどうなるのか

結核菌が肺に侵入すると結核特有の結節をつくります。結節というのは、コブのような隆起した塊です。結核という名前は、このような核《たね》を結ぶ、つまり塊をつくる病という意味からきています。そして、この結節の中心部には結核菌が存在しているのですが、ほとんどの場合この結核菌は体の免疫に封じ込められたままです。

ですから、肺に結節ができてしまっても、この段階では感染者に症状は出ません。しかし、体の抵抗力が落ちると、この結核菌が増殖を起こし始めます。数カ月間は、咳、発熱、寝汗、体重が減るなどの症状で過ぎることがあり、軽い症状であるために医療機関への受診が遅れて、周囲の人へ結核菌を伝播することにつながってしまいます。結核を発症した人は、周囲で濃厚に接触した人たち、10〜15人に感染させる可能性があるとされます。

こうして、結核菌が増殖して肺炎を起こすと、発熱、喀痰《かったん》、喀血などの症状が出はじめます。そして、その炎症がひどくなると、組織が破壊されて化膿《かのう》に似た状態となります。肺結核では、この病巣がレントゲン写真で白い影としてうつります。さらに病態が進むと融けた組織が、咳やくしゃみで気管支を通って外に吐き出され、結核菌の病巣は穴があいた空洞となります。結核菌は酸素を好むので、この肺の空洞で大増殖をするのです。

結核のうち、その多くが肺結核ですが、結核は全身感染症です。肺の入り口の肺門リンパ節の病巣から結核菌がリンパ管を通って首の付け根で静脈に至ると、結核菌が血液に入り、他の臓器にも結核菌が飛び火することになります。

大量の結核菌が血流に入ると、肝臓、脾臓《ひぞう》、肺全体、咽頭、腸、眼や耳、皮膚や脳などのあちこちの臓器に無数の結核の病変をつくることがあります。このように粟粒《あわつぶ》をまき散らしたように、たくさんの小さな病変ができる結核を粟粒《ぞくりゅう》結核と言います。

結核菌が脳に辿《たど》り着くと、髄膜（脳を包んでいる膜）に病巣をつくり、結核性髄膜炎を起こします。この結核性髄膜炎は予後が悪く、約3分の1が亡くなり、治っても重い後遺症が残る場合があります。さらに、病巣のできた場所によって、脊椎《せきつい》カリエス（背骨）、腎《じん》結核（腎臓）、腸結核、咽頭結核、膀胱《ぼうこう》結核などを発症します。

治療を怠れば、肺の組織が破壊されて呼吸困難に陥りさまざまな臓器の組織が破壊され機能不全となって、死に至ります。このように、結核は早く発見して、早期から適切な治療を受けることが非常に大切なのです。

治療薬と耐性菌の出現

結核菌に有効な初めての治療薬は、1944年に開発された抗生物質の「ストレプトマイシン」です。ストレプトマイシンは、ウクライナからアメリカに移住した微生物学者のセルマン・ワックスマンが12年をかけて、さまざまな菌の抗菌作用を調べ上げて作りだしました。

それまでは、栄養、滋養のある食べ物を摂《と》るのがせいぜいで、空気の良い場所に転地療養するのが最善とされた状況でしたので、このストレプトマイシンで初めて結核治療に希望の扉が開いたのです。

さらに同年、スウェーデンの科学者ヨルゲ・レーマンがパス（PAS、パラアミノサルチル酸ナトリウム）を開発し、ストレプトマイシンとパスの併用療法で劇的な治療効果を上げるようになりました。以降、さらに抗結核薬が開発され、数十年に亘《わた》って使用されています。

現在では、結核と診断されても、半年間、毎日きちんと処方された薬を服用すれば治癒することができます。重要なことは、症状が消えたからといって、治療期間の途中で薬を飲むことを止めてはならないということです。服用を止めれば、治りません。それだけではなく、このような抗結核薬の不適切な使用や誤った使用は、結核菌に薬に対する抵抗力をつけて、薬が全く効かない多剤耐性結核菌の原因となるのです。

耐性とは薬が効かなくなるということです。現在、大きな問題となっているのは、これらの薬剤に耐性の結核菌が発生、さらに悪いことに拡がっていることです。結核の標準的な治療は、抗結核薬のうち2～4剤を使った6カ月間の多剤併用療法です。この抗結核薬のうちリファンピシンとイソニアジドという薬が、もっとも強い抗結核作用を持っているのですが、そのどちらか一つに耐性のある結核菌が、調査のされたすべての国で見つかっています。

さらに、少なくともリファンピシンとイソニアジドの両方に耐性をもつ、多剤耐性結核(MDR-TB)も発生しています。多剤耐性結核に罹《かか》ると化学療法による治癒が非常に難しくなります。このようになると、第二選択薬での治療が行われますが、そうなると薬の選択肢が狭まり、治療の期間も長期間を要します。医療費も高額となり、重大な副作用が出ることもあります。そして、日本の結核の治癒率は約80%ですが、多剤耐性結核となると50%に低下してしまうのです。

多剤耐性結核菌のうち、第二選択薬での治療に用いられるニューキノロン系抗生剤の1種類以上に耐性があり、かつ注射可能な抗結核薬の1種類以上に耐性のある菌は、超多剤耐性結核菌となります。超多剤耐性結核は事実上、抗結核薬での治療が不可能となります。治癒率は、さらに低下して30%程度となってしまうのです。

このような重大な耐性結核菌の発生を防ぐために、医療従事者が薬を処方するだけでなく、患者の服用を目の前で確認するという支援方式である直接服薬確認診療法、DOTS《ドッツ》(Directly Observed Treatment, Short-Course)が推進されています。そうすると服用のし忘れや間違った服用を回避できます。耐性結核菌の発生は、不適切な治療とさらに品質の劣った薬剤による治療も原因となります。

言うまでもなく、これらの多剤耐性、超多剤耐性結核菌が拡がれば、結核の治療が困難となり、治癒率も低下し、健康被害はさらに拡大してしまいます。もしも、罹った結核菌が多剤耐性、超多剤耐性であった場合には、開始する時点で治療で使えるカードが少ない、または無いという残酷な状況となるのです。

世界の状況

世界では、総人口の約3分の1の人が結核にすでに感染しています。WHO（世界保健機関）の2014年版の結核の動向に関する報告では、全世界の新規の結核患者数は900万人、死亡者は110万人でした。アフリカ、東南アジアの地域での新規患者の発生の増加が激しくなっています。特にアフリカでの新規患者発生数は、この20年間で倍増しています。HIV感染者、エイズ患者の増加により免疫が低下して、結核の発病率が上がっているのがその理由です。HIV／エイズと結核菌の重複感染は結核の重症化を招き、深刻な問題となっています。

前出のように2013年には、世界で48万人が多剤耐性結核で死亡しています。その多剤耐性結核は、ロシア、中国、インドの3国でその死亡者の半数以上を出しています。さらにこの多剤耐性結核の約9％は、超多剤耐性結核であると推定されていて、これらは不適切な治療と服薬を疑わざるを得ません。

治療や服薬の監視の強化と対策が全世界でどの程度のレベルで実施できるかどうか、現代の結核は重大な局面となっています。

日本の結核　今後の問題

日本の結核の新規登録患者数は、2015年には1万8280人で、死亡者は1955人でした。登録率は、先進諸国の中では依然として高い数字です。この新規登録患者の7割が60歳以上の人たちです。そして、半数以上を70歳以上の高齢者が占めています。日本社会は、急速に高齢化が進んでいます。その中で、加齢によって潜在結核が再燃する発病と結核患者の高齢化が重大な問題で、それは今後、ますます増大していくでしょう。

一方で、日本の若い世代（20代）の結核患者の約半数（2015年は50％）は、アジア諸国から来日した後に発病した患者で占められています。

アジア諸国での結核の新規患者の増加は激しく、さらにアジア諸国の〝治療歴のない新規の患者〟でも25人に1人は多剤耐性結核です。アジア諸国と日本は人の交流も激しく、今後、大変心配されることは、輸入感染症として、多剤耐性結核が日本に侵入してくることです。

さらに日本も含むアジア地域から、ロシア、南アフリカまでの広い地域で、「北京型株」という結核菌が蔓延しています。この北京型株は比較的新しい結核菌で、発病率が高く感染伝播力が強い特徴があります。また、再発しやすいともされ、このような結核菌が日本でも発生していることが、非常に心配されています。

来日外国人も多く、人口の密集した大都市は、結核患者の多い地域です。この大都市の一角、大学や専門学校、職場で、結核の集団発生が報告され、ニュースになっているのを見ることもあるでしょう。現在の日本の結核対策の一つとして、近年、「結核は新しい病気です」という結核啓発活動も行われています。しかし、まだ、日本人の多くが「結核は昔の病気」という誤った認識から抜け切れず、結核の早期発見、受診に十分に繋がっていません。「長引く咳は要注意　孫にうつすな　医療機関行け」これは、私が結核について考えた標語ですが、このような知識を広めていくことが大切なことだと思っています。

明るいニュースもあります。最近、実に40年以上ぶりとなる、新しい抗結核薬としてベダキリンとデラマニドが開発、治療に使われるようになりました。この2剤は、これまでの抗結核薬すべてと、異なった構造をした、別の作用の仕方で効く薬です。多剤耐性結核や超多剤耐性結核の発生や拡がりが非常に心配されている中で、この全く新しい結核治療薬の開発はまさに朗報です。しかし、40年ぶりであることは、逆に新規の治療薬の開発の難しさも表しています。

重要なことは、この薬に耐性菌をつくらないように、適切な使用が行われることです。それが、強く望まれています。

【コラム　一葉と肺結核】

樋口一葉《ひぐちいちよう》（奈津、夏子）は、『おおつごもり』『たけくらべ』『にごりえ』などの名作と日記を残して、24年間の人生を駆け抜けました。身の丈5尺、黒髪も薄く、貧しさ故の非常に粗末な衣食住。彼女は近眼とひどい肩こりに悩まされてはいましたが、目には常に人生の前を見据える輝きがありました。一葉の夭折《ようせつ》の原因は、肺結核。なかでも、非常に進行の速い奔馬《ほんば》性結核でした。

一葉の父、則義は山梨の農村から江戸に出て、苦労の末に同心株を買って八丁堀同心に名を連ねますが、すぐに幕府は瓦解します。明治新政府以降は東京府の下僚役人となって感染症の防疫の仕事にも従事しています。しかし、大蔵省に勤めていた長兄泉太郎が結核で逝き、その2年後にこの父も亡くなりました。同様に結核であったと考えられます。このため、一葉は一家の当主として、樋口家の母と妹を支えていくことになります。一葉、17歳でした。

男の働き手を失った女3人、着物の洗い張りと縫い直し、早朝より深夜まで裁縫をして、生計を立てようとします。手あぶりの火鉢に行燈《あんどん》の灯《あか》りでの手内職。さらに一葉は、その才によって、以前学んでいた歌塾「萩《はぎ》の舎《や》」で上流階級の子女に歌を教え、上野の図書館に通い、小説を志そうとします。

ほそけれど人の杖《つえ》とも柱とも思われにけり筆のいのち毛

この一首には、文筆(筆一本)で家族を養おうと職業作家を目指した一葉の決心が読み取れます。しかし、日本初の女性職業作家として生活が叶《かな》ったのも、死ぬ前のほんのひととき。原稿料では生活を賄うことができず、知人友人に借金を重ねることになります。

彼女が文学的に成熟するにつれて、食べるための現実と世俗から隔絶した芸術としての文学との間の葛藤に向き合わざるを得なくなりました。ついに彼女は、文学は糊口《ここう》のために為すにはあらずとして、下谷《したや》龍泉寺《りゅうせんじ》町で番太郎式の店(駄菓子屋)を始めます。龍泉寺町は遊郭吉原に隣り合う町。何らかの形で女郎屋に関わる生業をしている廓者《くるわもの》。その長屋がひしめく町の一角で商売をします。一葉は、遊女の恋文の代筆もしていました。

この頃、一葉の日記には、頭痛、発熱、肩こりなどの体調不調も頻繁に書き付けられています。「ひどく肩が凝ってこれできびしく打っても感じないほど」と文鎮を見せたこともありました。その一葉の肩には、「背中がゴツゴツと石みたいになって」いた固いしこりがありました。瘦身であったにも関わらず「猪首《いのくび》」と言われたのは、結核性のリンパ節の腫れであったろうと思われます。次第に喉が腫れ、発熱を繰り返すようになります。

すでに萩の舎から遠く離れ、思いを寄せた恩師とも逢《あ》うことも叶わず、自らは「塵《ちり》の中」に身を沈めました。一葉は生涯に亘って、さまざまな階級、境遇の女たちの生活をまざまざと見せつけられていました。自らも貧困に苦しみ、金銭的な代償として肉体的な関係を要求されたこともあります。一葉

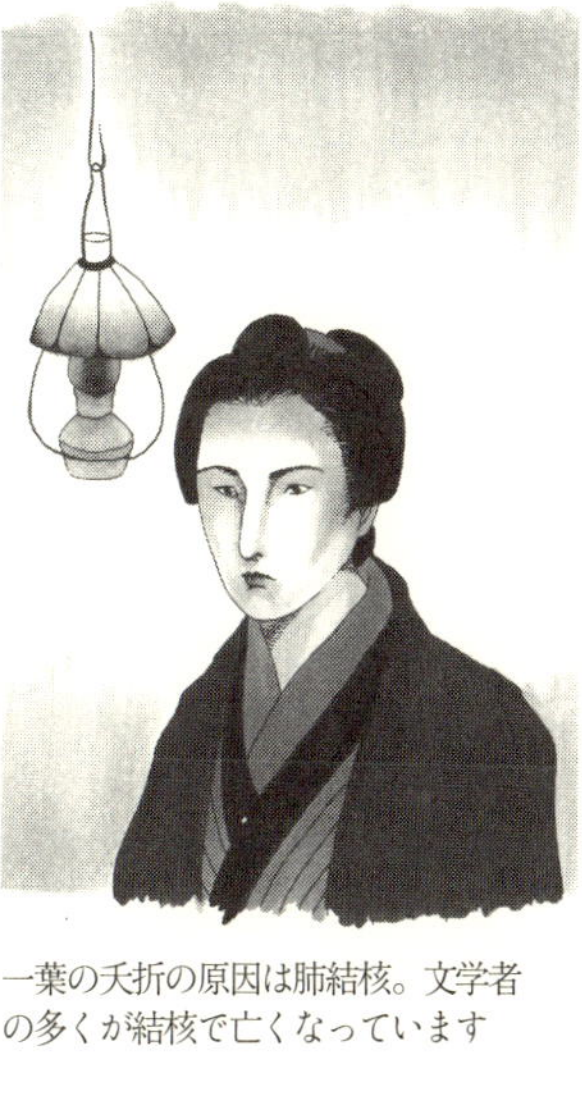

一葉の夭折の原因は肺結核。文学者の多くが結核で亡くなっています

にとって、市井の女たちの生き様は、他人の絵空事ではなかったのです。それは深い共感と理解を伴って、彼女の身に沁《し》みたことでしょう。同じ青空の下に、吉原の闇があり、龍泉寺町の灰色のよどんだ空気があるのです。明治の階級問題の深部を認識したとき、作家樋口一葉が羽ばたき始めます。以降、わずか14カ月の間に日本近代文学に残る名作の数々が生み出されていったのです。

『たけくらべ』が発表されると、森鷗外《おうがい》や幸田露伴《ろはん》の賛辞を得て、樋口一葉の名は不朽のものとなりました。それもつかの間、一葉に肺結核の兆候が出てきました。奔馬性肺労は進行が非常に速いのです。一葉はすでに床から起き上がれなくなりましたが、臥《ふ》しても原稿を書きました。しかし、時折したためる日記も単語のみとなり、やがて途切れます。

死の20日前、見舞いに来た友人が「暮れにまた会いましょう」というと、一葉は「その時分には私は何に為って居ましょう。石にでも為っていましょうか」と苦しい呼吸の下で答えたと言います。「枕の向きを変えておくれ」といって、妹くにが向きを変えると、一葉は事切れていました。母と妹が淋《さび》しく看取りました。

一葉の日記には、死というものが必ず訪れるものとして、淡々と綴《つづ》られています。親兄弟が結核を病み、死に逝くのを経験し、ひたひたと自分にしのびよる死病を確実に感じとっていたのでしょう。貧困が結核を後押しし、石のような肩のしこりが背中に降りてくる頃、いつしか死は当たり前のものとして、彼女の人生観に寄り添ったのでしょう。

一葉の文学には、市井の女の苦悩や葛藤が、冷徹なまでに写実的に描き出されています。しかし、その写し絵の主人公の女たちは、状況になんら解決の糸口を見つけようとはせず、むしろ運命と受け止めて終わっています。『たけくらべ』の美登利《みどり》は今は水仙のような美しさで描かれても、間もなく訪れる吉原の闇に飲まれていくことは変わらないのです。死を虚無的なまでに認識するに至った一葉にとって、人生とはそのようなもの、運命とは変えがたいものであったのかもしれません。

一葉が結核という病に生を諦め、貧困と階級社会の矛盾に抗うことを放棄し、運命と受け止めたとき、彼女の作品は、哀愁とせつなさを結晶化させ成立していったように思われます。白いなずなの花の揺れる田舎道。田んぼと畑の曲がりくねった道を上野の図書館に急ぐ一葉。桜は花開き、散って新緑となります。四季のうつろう風に綿銘仙の着物の女流作家が暮らしたのは、僅か100年ばかり前です。

4章　母子感染で重篤化する感染症

ここで紹介する感染症は、もともとの感染経路は蚊によって媒介されるものであったり、ウイルスの飛沫《ひまつ》を吸い込むことによるものであったりするのですが、その感染者が妊婦である場合には、胎児側に重大な問題をもたらす可能性が高いことから、このような分類で説明していきます。

先天性ジカウイルス感染症——小頭症児の発生

ジカウイルスは、1947年にウガンダのジカ森で見つかった新しいウイルスです。この森は、米国のロックフェラー研究所の黄熱病研究施設が所有し、研究者らはネッタイシマカ（蚊）で媒介される黄熱ウイルスの研究のために、樹の上に設置された檻《おり》の中のアカゲザルを観察していました。やがて、サルが発熱。このサルの血液から分離されたのは黄熱ウイルスでなく、新しいウイルスでした。こうして、発見されたのがジカウイルスです。

1968年にナイジェリアで人からもジカウイルスが分離されました。また、ネッタイシマカに近縁の蚊からも同ウイルスが見つかり、ネッタイシマカやヒトスジシマカによってジカウイルスが伝播《でんぱ》されることもわかったのです。

どのような病気を起こすのか

こうして見つかったジカウイルスが人に感染して起こる病気がジカウイルス感染症です。後に詳しく説明しますが、ジカウイルス感染症には「ジカウイルス病（ジカ熱）」と「先天性ジカウイルス感染症」の2つがあります。

しかし、ジカウイルス感染における最大の問題であり、本質でもある「先天性ジカウイルス感染症」が明らかとなったのは、2016年からです。それまでは、ジカウイルスをもった蚊に吸血されることで感染する軽い病気と考えられていたのです。この見過ごされていたジカウイルスのもう一つの病原性が人々の前に現れ、その脳裏に焼き付いたのは、2015年から起こったブラジルでのジカウイルスの感染爆発においてでした。では、まず、2つのジカウイルス感染症を区別して、説明していきましょう。

ウイルスを運ぶ蚊

ジカウイルスを保有した蚊に吸血されると、蚊の唾液が逆流してウイルスが体内に入り込みます。蚊にはイエカ属、ヤブカ属などの35属、約3000種以上が存在しますが、それらすべての蚊がジカウイルスを体内で増やし、人に運ぶ訳ではありません。ネッタイシマカやヒトスジシマカなどのヤブ蚊がジカウイルスを媒介します。

ネッタイシマカは人を好んで吸血し、ジカウイルスやデングウイルスなどの媒介能力が高く、2015年から始まったブラジルや中南米、そして2016年現在アジア諸国（タイやベトナム、フィリピンなど）のジカウイルスの大流行でも主たる媒介蚊となっています。ネッタイシマカは熱帯亜熱帯に生息し、今後、地球温暖化が急速に進んだ後には温帯での分布の可能性も指摘されていますが、現在、日本にいません。

もしも、今後、日本にジカウイルスが侵入、ジカウイルス感染症が発生することになれば、ヒトスジシマカが媒介します。日本国内でのヒトスジシマカの分布は、温暖化に伴い1950年代には栃木県が北限でしたが、1960年代には仙台で確認され、現在は秋田県や岩手県以南に広く分布しています。2014年に東京都心の公園でデングウイルスに人が感染し、各地に拡《ひろ》がったデング熱もこのヒトスジシマカが媒介しました。また、ジカウイルスは、加えてイエカの仲間もウイルスを媒介できるのではないかと指摘されています。

その症状は

こうしてジカウイルスに感染すると約1週間（2〜12日）の潜伏期間の後に、軽い発熱、発疹《ほっしん》や筋肉痛、関節痛、眼の結膜の充血等の症状が数日間続きます。これがジカウイルス病です。また、約8割の感染者は、ジカウイルスに感染しても症状を出しません。これを不顕性感染といいます。ですから、ジカウイルスは感染しても気づかない人も多くいます。

発熱も38℃以上は稀《まれ》で、これまでは発症しても後遺症を残すこともなく治る、軽い発熱性のウイルス感染症と考えられてきました。ですから、医学的にも公衆衛生学的にも問題視されることもなく、ほとんどの人は〝ジカウイルス〟や〝ジカ熱〟の名前さえ聞いたことはなかったのです。

このジカウイルス病はウイルスが発見されてから60年余りは、人での目立った流行は起きていません。しかし、2000年以降に流行が起こり始め、その規模もだんだんに大きく広域化していきました。

ジカウイルスの最初の目立った流行は2007年、ミクロネシアのヤップ島でした。これまで、ジカウイルスの流行の起こっていなかったこの島では、住民はジカウイルスに対する免疫を持っていません。この流行で、島の3歳以上の島民6892人のうち5005人が感染したとされます。人口の73％が感染したのです。しかし、このとき、感染者の8割は、自覚症状がありませんでした。

次いで2013年10月からフランス領ポリネシアで流行が起こり、約3万人がジカウイルス病と疑われました。このとき、約70人の重症者が出ています。この流行では、難病の神経疾患であるギラン・バレー症候群の合併症も指摘されました。

そして、2014年にはニューカレドニア、クック諸島、イースター島などのオセアニア太平洋諸国で発生、2015年からのブラジルでの感染爆発は、これまでにない規模の大流行となったのです。流行しているジカウイルスの遺伝子変異を解析した結果、ブラジルへのジカウイルスの侵入は、2014年の6月から7月に開催されたワールドカップの人の移動で運ばれたのではないかと指摘されています。

そして、このブラジルでの感染爆発では、妊婦がジカウイルスに感染するとお腹《なか》の胎児にジカウイルスが胎盤を通して感染し、赤ちゃんに小頭症などの重大な障害が発生する可能性があることが明らかとなったのでした。これが「先天性ジカウイルス感染症」で、ジカウイルス感染の問題の本質とも言える重症な疾患です。

深刻な先天性ジカウイルス感染症とは

では、先天性ジカウイルス感染症とは、どのような病気なのでしょうか。

2015年11月初め頃から、ブラジルで小頭症の新生児が急増していることが報告され始め、大きな問題となりました。

小頭症とは、胎児期から乳幼児期に脳が十分に発達せず、頭蓋骨の成長も不十分であるために脳の機能の発達が妨げられ、知能障害や運動障害、痙攣《けいれん》などが起こる、生まれながらの重度の障害です。

ですから、頭の大きさが普通より小さい状態だけでなく、さまざまな先天異常の集合体と理解されています。ジカウイルス感染が引き起こす、もう一つの病気「先天性ジカウイルス感染症」は、ジカウイルスが胎児へ感染し、それによって赤ちゃんへ小頭症などの重大な障害を引き起こすことだったのです。

また、小頭症を起こしていなくとも、神経系に異常を起こしている場合や他の先天的な障害を持っている可能性も指摘されました。小頭症の児《こ》では、その3割で目の網膜など（網膜の中心部の黄斑と視神経）に異常があることも報告されています。

その後の調査や研究で、胎児が小頭症と確認された妊婦の羊水からジカウイルスの遺伝子RNAが検出され、小頭症で死亡した新生児の脳の病理組織からもジカウイルスが検出されました。そして、2016年4月には、小頭症の原因はジカウイルスの感染によることが確定したのです。

国家緊急事態宣言を出したブラジル

2015年11月、ジカウイルスの流行の中で、ジカウイルスに感染した可能性のある妊婦から生まれた赤ちゃんに小頭症児が多く発生していることを受け、ブラジル政府は国家緊急事態宣言を発令。実はこの時点では、医学・ウイルス学的には妊婦のジカウイルス感染と赤ちゃんが小頭症を発症することの因果関係は、まだ確定していませんでした。しかし、政府は「妊婦が妊娠3カ月以内にジカウイルスを保有する蚊に刺されて感染すると、新生児が小頭症を発症するリスクが高い」として、国民に警告したのです（注　その後の調査や研究により、妊娠初期だけでなく中期にも注意が必要で、妊娠6カ月を超えると小頭症の発生の可能性は低くなるとされています）。ですが、この時点では、すでに多くの妊婦がジカウイルスに感染していることが考えられ、赤ちゃんの小頭症の発生が非常に心配されたのでした。

それは現実のものとなり、2015年12月末から2016年1月初めまでの約1週間に、ブラジルで3530人もの小頭症児が発生。この人数は、ブラジルで誕生する新生児の実に1%が小頭症であるという恐るべき数です。そもそも小頭症は極めて稀な疾患で、これまでブラジルでの発生は年間150例ほどでした。しかし、この小頭症児も先天性ジカウイルス感染症であった可能性もあります。そして、緊急事態宣言の以降も、ジカウイルスは爆発的に感染者を増やしていったのです。2016年2月にはその数は最大150万人にも及んだのでした。

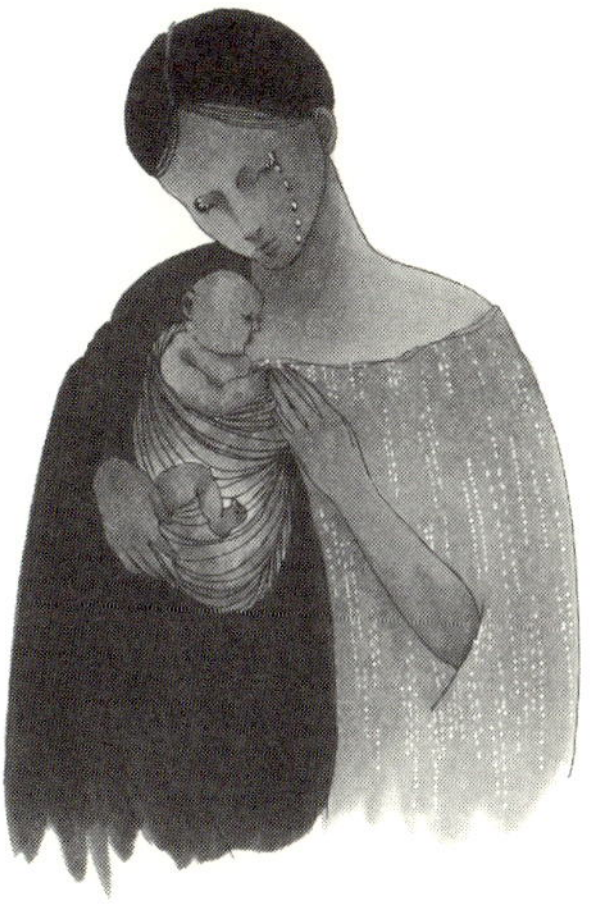

ブラジルでは数千人の親が脳に障害を持った子の療育に悩んでいます

21世紀は、高速大量輸送が可能となり、世界中の人々が盛んに交流するグローバル化された時代です。これらの人の交流と物流の活発化を背景に、ブラジルのジカウイルスの拡散は周辺国に留まらず、世界各地へ拡大していくことが強く懸念されました。

ＷＨＯの「緊急事態宣言」

この事態を受けて、ＷＨＯは２０１６年2月1日、ジカウイルス感染症の流行を世界的な健康危機と判断して「国際的に懸念される公衆衛生上の緊急事態」と宣言しました。ジカウイルスの拡大を世界に強く警告したのです。

ＷＨＯのマーガレット・チャン事務局長は、「ジカウイルスに感染した妊婦からの小頭症の新生児の出生は、ジカウイルス感染との因果関係が医学的に証明されていなくとも（当時）、脳の発達障害を起こしている新生児が多く生まれてきているインパクトはあまりに大きく、公衆衛生上の危機宣言発令の意義を認める」と発言しています。

このとき、すでにジカウイルスの流行はブラジルだけでなく、中南米を中心に20カ国に拡大していました。そして、流行地域はさらに拡がり、感染者と小頭症児、ジカウイルス感染の合併症であるギラン・バレー症候群患者の増加報告が続くことになります。

２０１６年12月16日の現在では、中南米・カリブ海地域、オセアニア太平洋諸島、アフリカ（カーボベルデ、ギニアビサウ）、アジア地域（インドネシア、マレーシア、モルディブ、フィリピン、タイ、ベトナム）、米国ではフロリダ州やテキサス州の一部でジカウイルス感染が発生しています。

そして、2016年9月、タイでは2例の小頭症児が報告されました。アジア地域での初めてのジカウイルス感染による小頭症児の発生でした。この時点で、タイの首都バンコクの中心部で日本人がよく利用する地区でも、ジカウイルスに感染した人が多数見つかっていました。当時、外務省は「妊娠中又は妊娠予定の方は可能な限り渡航をお控えください」という注意を出しています。

このようにジカウイルスは、中南米に留まらず、世界の広い地域に拡大していますし、特に日本と活発な交流のある国々でも発生している状況となっています。ジカウイルス流行国で感染し、日本へ帰国した感染者も数人報告されています。今後のジカウイルスの侵入、国内での感染（海外渡航歴の無い感染者が発生すること）が強く懸念されます。では、そのようなジカウイルスの侵入・感染を防ぐために、どんな対応が執られているのでしょうか。

検疫では侵入を止められない

2016年2月、ジカウイルス感染症は日本の感染症法では4類感染症に指定され、診断した医師は直ちに最寄りの保健所に届ける全数報告となっています。発生国からの輸入感染症として、日本にジカウイルスが侵入してくる可能性も高いことから、空港などで出入国のエリアなどにも「ジカウイルス感染症が流行しています」などのポスターも貼られています。

ジカウイルス感染症は、感染しても症状を出さない不顕性感染者が多くをしめます。空港などではサーモグラフィーを使った発熱チェックをしていますが、ジカウイルス感染では38℃以上の発熱は稀です。そもそもほとんどの感染者に症状が現れない状態ですし、自分でも気づかないのですから、検疫でジカウイルスの侵入を阻止することは困難です。

ブラジルでの流行開始以降、日本で数例のジカウイルス感染者が報告されましたが、これまでのところ、すべての人が流行地からの帰国者の輸入感染症でした。帰国後、体調不良を訴え、流行地への渡航歴を説明して医療機関に行き、医師がジカウイルス感染を想定して、ジカウイルス感染の検査を受けた人たちです。現実にはこの数倍以上の感染者がいると考えられます。

不顕性感染の人はジカウイルスに感染していると自覚していないため、自分が感染源となるとは思ってもいません。しかし、この不顕性感染者の血液中にも、多くのジカウイルスが存在しています。ですから、ジカウイルス流行地から帰国した人は、症状の有無に関わらず、帰国後3週間は蚊に刺されないようにという注意が出されています。しかし、防虫剤を使用して気をつけていても、蚊の活動時期では吸血されることもあります。特に夏季では、ジカウイルスの拡がりを阻止することは難しいのです。

そして、この症状を出していない不顕性感染であった妊婦さんから、小頭症の赤ちゃんが生まれたという事例が海外で報告されました。日本では、ジカウイルスの流行地への渡航は妊婦さんや妊娠を予定している女性はできるだけ控えてくださいという注意喚起がされています。

ジカウイルス感染症が流行している国や地域では、妊婦さんがお腹の赤ちゃんを心配しながら検査を受け、出産までの妊産期を大きな不安を抱えて過ごしているのです。ジカウイルスの予防ワクチンは、まだありません。今後も日本でジカウイルスの流行が起こらないことを祈るばかりです。

性感染症でもある

さらにジカウイルスに感染した人との性交渉によってもウイルスが伝播することがわかってきました。感染した男性の精液には2カ月以上もジカウイルスが存在し、パートナーの女性が感染していることがわかったのです。感染した女性から男性に性交渉で感染した事例も報告されました。この性行為での感染は、予想以上に多く発生していると考えられています。

この感染経路を絶ち切るために、ジカウイルスの流行地から帰国した人（男女ともに）は、少なくとも6カ月間は症状の有無にかかわらず、コンドームを使用するなどの安全な性行動をとるか、行為を自粛することが奨《すす》められています。特にパートナーの女性が妊娠している場合には妊娠期間を終えるまで、注意しなければなりません。

感染した男性の精液から、188日もの長期間に亘《わた》ってジカウイルスが存在していたという報告もあります。

また、妊娠を希望する人は6カ月間、妊娠を延期することとされています。

ジカウイルスが性行為でも感染することや予防のための前出のような注意事項を知らない日本人も多くいます。さらに感染予防のための安全な性行為や避妊すべき期間も半年間と長きに及ぶことから、徹底されにくい可能性があります。喉元過ぎれば熱さ忘れる、ではないのですが、症状（苦痛）を伴わない感染症の予防は、忘れられがちなのです。今後、日本でのジカウイルスの拡大や先天性ジカウイルス感染症の発生を防ぐためにも、特に夏場のシーズンに向けて、ジカウイルス感染予防の啓発が強く行われる必要があります。

具体的に身近に起こりうる感染・伝播の事例を示すことが大切です。たとえば、男性が流行地で蚊に刺され、症状も無かったためにジカウイルス感染を知らずに帰国し、帰国後、普通の生活の中で奥さんやパートナーに性行為で感染させることがあるかもしれません。もしも、感染させた女性が妊婦であったら、または妊娠したら、胎児にジカウイルスが感染して重い障害を起こす可能性が出てくるのです。

先天性風疹症候群との相違

ジカウイルス以外にも、妊婦がウイルスや細菌、原虫など微生物の感染を受けると、胎児に奇形や障害を残す場合があります。これらはTORCH症候群と総称され、原因となる病原体のトキソプラズマ原虫、梅毒トレポネーマ（2章）、風疹ウイルス（本章）、サイトメガロウイルス、単純ヘルペスウイルスの頭文字から取られた名称です。今後は、ジカウイルスも新たな仲間に加わることとなります。

ジカウイルスとウイルス学的に比較的近縁にある風疹ウイルスでは、胎盤が形成される以前の妊娠前期に母体がウイルス感染を受けると、胎児感染が起こり先天性風疹症候群（CRS）を起こす危険があります。しかし、胎盤が形成される妊娠4カ月以後では危険性は非常に低くなります。これに対して、ジカウイルスの場合には、妊娠初期での発症リスクが高いことは同じですが、妊娠中期以後でも胎盤の感染を介して胎児に影響を与える可能性が示唆されています。そして、ジカウイルス感染をうけた男性の精液には、長期間にわたりウイルスが排泄《はいせつ》され、性交渉によってウイルスを感染させる可能性があるということは、妊娠中にこのような経路で胎盤・胎児に感染をもたらす危険もあるということになり、厄介です。

ジカウイルス感染症の現在

２０１６年12月現在、ジカウイルスはアフリカ、中米・南米、北米のフロリダ地域、アジア太平洋地域で流行しています。アジアでは、インドネシア、マレーシア、モルディブ、フィリピン、シンガポール、タイ、ベトナムで発生していることから、ＷＨＯはジカウイルスがアジア全域に拡大する可能性が非常に高いと警告しています。

シンガポールではすでに数百件のジカウイルス感染患者が報告され、タイでは前出のようにジカウイルス感染による小頭症の赤ちゃんが二例報告されました。ジカウイルス感染症の本質は先天性ジカウイルス感染症であり、赤ちゃんが生まれながらに受ける重い障害です。

日本では、２０１６年のリオデジャネイロ五輪がジカウイルスの流行地であったことから、開催期間の夏にはジカウイルスについての報道がありましたが、今ではほとんどありません。ジカウイルスや先天性ジカウイルス感染症への記憶や意識も薄れています。

一方で、現在は日本と交流の繁多なアジア諸国でジカウイルスの流行が起こってきており、ジカウイルスの国内侵入のリスクは飛躍的に上がっていると考えられます。特に日本でヒトスジシマカの成虫の活動期となる初夏以降に向けて、居住地やその周囲で蚊を少なくする取り組みを拡げていく必要があります。それは、デング熱をはじめとする蚊が媒介する他の感染症への対策にもなります。

ジカウイルスには予防ワクチンはまだ未開発で、実用までには少なくとも数年はかかるとされています。さらに、このウイルスに効く治療薬もまだ無く、対症療法に留まります。日本にジカウイルスが入り、2014年のデング熱のような国内感染が起こらないことを願っています。そして、先天性ジカウイルス感染症が日本で起こらないことを願っています。

風疹（先天性風疹症候群）

どんな病気？

風疹は、風疹ウイルスが人に感染して起こる感染症です。感染者の風疹ウイルスを含んだ唾液や鼻水などの飛沫を側《そば》で吸い込んだり、ウイルスの付着した手指で口や鼻などを触れたりすることによって感染します。

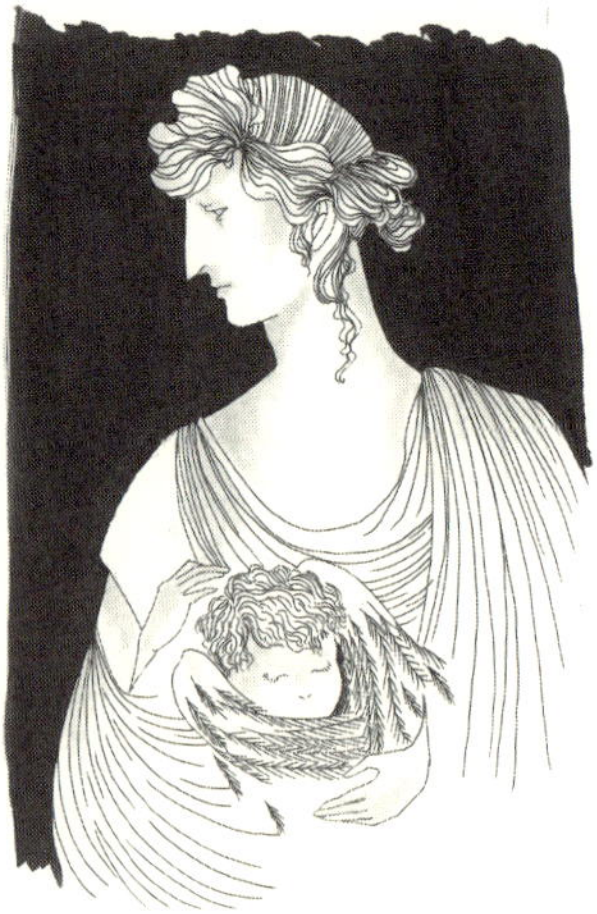

ローマの衣装トガのような外被で覆われ、トガウイルス属に分類されます

感染から14～21日（平均16～18日）の潜伏期間の後に、軽い発熱とともに耳の後ろから全身にきれいなピンク色の発疹が拡がります。その発疹も3日くらいで治って、過去には軽い麻疹《はしか》という意味の〝三日はしか〟とも呼ばれました。しかし、風疹は風疹ウイルス、麻疹《ましん》・はしかは麻疹ウイルスと異なるウイルスによる別の病気です。不顕性感染者も最大で3割程度あり、稀に脳炎などの合併症を起こすことはありますが、ほとんどの場合で予後の良い軽い発疹性ウイルス感染症です。

このように風疹は、以前は子供の軽い病気と考えられていましたが、妊娠初期の女性が罹《かか》ると風疹ウイルスが胎児にも感染し、流産や死産、胎児に障害を起こすことがあります。生まれながらに赤ちゃんが、難聴や白内障、心臓の奇形などの障害をもって生まれてくることがあり、これは先天性風疹症候群と呼ばれます。この先天性風疹症候群こそが、風疹ウイルスの起こす最大の問題であり、風疹流行の対策の本質なのです。

前出のジカウイルスや風疹ウイルスの感染症は、妊婦以外ではほとんどの場合、予後の良い公衆衛生上問題とならない病気です。しかし、いったん、妊娠初期を中心とした妊婦が感染すれば、ウイルスは胎児にも感染し、生まれ来る子供たちに重大な障害を与える悲劇をもたらす可能性があるのです。

日本の流行は大人が中心

過去の風疹の流行は、子供たちを中心に起こっていました。しかし、現在の日本の風疹は成人が中心となって流行します。2012～13年の風疹の流行では、患者の8割が20代から40代の成人で、特に男性を中心に拡がりました。

風疹には予防ワクチンがありますが、これまでの国の風疹ワクチン政策の移り変わりの結果として、風疹ワクチンを接種していない人の多い年齢層やまた男性の風疹ワクチン接種率が低い世代が存在します。また定期接種のワクチンであっても受けていないなどして、風疹ウイルスに対する防御免疫のない人たちがいるのです。そのような風疹免疫を持たない人たち（多くは成人）を中心に日本では風疹の流行が起こっているのです。

では、具体的にどのような年齢層、性別の人たちが風疹の免疫を持たない可能性が高いのでしょうか。以下に、特に風疹に注意が必要な人たちを示します。

《昭和37年4月2日から昭和54年4月1日生まれの男性》

この期間に生まれた世代では、風疹ワクチンは中学生女子を対象とした集団接種として実施されていました。先天性風疹症候群を予防することを目的として、将来妊娠する〝女子〟だけに風疹ワクチンが実施されていました。

私もこの世代ですが、教室に女子だけが集められて、風疹ワクチンを接種したのを覚えています。養護教諭の先生が「風疹は妊娠中に罹るとお腹の赤ちゃんにも罹ってしまいますから、将来お母さんになる皆さん（女子）にワクチンで免疫をつけるのですよ」と説明して、理解させていました。

この世代の男性にはそもそも男子に風疹ワクチン接種の機会がなかったので、風疹免疫を持っていない人が多く、近年の日本における風疹の流行が、20〜40代の男性を中心に起こる原因の一つになったのです。

そして、風疹流行が起こることで風疹の免疫をもっていない妊婦に風疹ウイルスをうつしてしまうことにもなり、赤ちゃんに先天性風疹症候群が発生する原因となります。2012年からの流行では、46人の先天性風疹症候群の児が報告されました。

《昭和54年4月2日から昭和62年10月1日生まれの男女》

この期間は中学女子だけの接種から、男子にも風疹の免疫を付けるように中学生の〝男女〟共に風疹ワクチンの接種を受ける制度に変更になりました。それと共に接種方法も変更になっています。学校での集団接種から、個別に自分で医療機関に行ってワクチンを接種することになったのです。

学校での集団接種では高い接種率を保つことができますが、個人で医療機関に行って接種するとなると接種率は落ち込むことになりました。中学生は部活動や受験を控えた塾、家庭学習で忙しく、接種に連れていく保護者も仕事や家事で時間が取れないこともあります。さらに、子供の幼少期には保護者のワクチンに対する意識も高いのですが、中学生ともなると進路などに関心が移ってワクチン接種を忘れがちになります。対象生徒の保護者に対して、強力なワクチン接種の啓発活動が行われない限り、接種率は低下してしまうのです。これらの結果、この期間に生まれた人には、風疹の免疫を持っていない人が男女ともに多く出てしまいました。

《昭和62年10月2日から平成2年4月1日生まれの男女》

続いて、この期間は中学生の男女が接種する方式から、幼児期の男女に1回接種する制度に大きく変更されました。

幼児期にワクチンを接種するように変更した目的は、風疹流行が子供たちを中心に起こっている現状から、この風疹流行を主として起こしている子供たちに接種することで風疹免疫を与えて、国内の風疹流行そのものを抑えようとしたのです。風疹の流行が抑えられれば、妊婦が風疹ウイルスに感染する危険性も大きく減ることになる、ということです。結果として、先天性風疹症候群の発生を防ぐことができると考えたのでした。

このときの風疹ワクチンの接種率は比較的良かったのですが、1回接種であったことが次の問題を起こすこととなりました。1回のワクチン接種では、獲得する風疹の免疫が不十分な人や接種を逃してワクチンを打っていない人が出てしまったのです。結果として、この人たちは風疹ウイルスに対する防御免疫を持たず、風疹ウイルスに曝《さら》されると感染して、発症してしまう可能性があるのです。

現在では、1回のワクチン接種では獲得する免疫が不十分であるとして、免疫を高めるために1歳と小学校入学前の2回のワクチン接種が国の定期接種として導入されています。

しかしこれまでの風疹ワクチン接種の制度の変遷の中で、多くの風疹の免疫に不十分な人たちが存在するため、特に2回接種を受けていなかった世代を対象に平成25年3月末まで5年間に亘り、中学1年生と高校3年生を対象に無償で風疹ワクチンを接種できる措置も取られました(この措置はすでに終了しています)。しかし、これもなかなか接種率は上がらず、風疹の免疫が不十分な人たちが大勢残ってしまったのです。

東京都の風疹抗体調査結果

この風疹の流行を受け、平成26年から東京都内の自治体で風疹抗体検査が広く実施されています。風疹の抗体価を調べるということは、自分の風疹ウイルスに対する免疫の状態を知ることができます。

その結果、都内で風疹抗体検査を受けた人の約30%が風疹の十分な免疫をもっていないということが示されたのです。20歳代、30歳代、40歳以上の年齢区分のすべての年代でほぼ3

割の人が風疹に対して低い抗体価でした。これは風疹抗体が感染防御レベル以下であるため、風疹ウイルスに曝されれば感染し、発症する可能性があるということです。

さらに、注意すべきことは、特に20歳代の女性の37・8％が低抗体であったという結果です。これは他の年齢層と比較しても、突出して高い割合でした。妊産期を控える年齢層の女性の約4割が風疹の免疫が不十分であることは、大変に心配な事実です。後述しますが、この対策として妊娠する前に風疹ワクチンを接種して、風疹の免疫を持っておくことが大切になります。

一方、2012年度に実施された厚生労働省の感染症流行予測調査では、風疹に対する防御免疫を十分に持たない1～49歳の人は618万人（男性476万人、女性142万人）と推計されています。このうち成人は475万人に達しています。

風疹は子どものかかる病気と思われがちですが、現在の日本では大人が要注意の感染症です。このように、多くの風疹に免疫が不十分な人たちがいるということは、今後も風疹の流行が起こってくることが心配されます。そして、風疹の流行が発生すれば妊婦がウイルスに曝露《ばくろ》されて、風疹免疫の不十分な妊婦なら感染して、赤ちゃんに先天性風疹症候群の障害が発生する可能性が出てくるのです。

妊娠初期の妊婦が感染すると

重要な点は妊婦が風疹にかかったとしても、すべての赤ちゃんに先天性風疹症候群が発生する訳ではないということです。妊娠中のいつの時期に風疹にかかったのかということが大きく影響します。

妊娠初期は、胎児のさまざまな臓器ができ上がっていく時期です。胎児の細胞が活発に分裂し器官が形成されている時期にあたります。このような時期に母親が風疹ウイルスに感染すると、母親と胎児の間にある胎盤にもウイルスが感染し、胎盤から胎児にウイルスが移行してしまいます。そして、胎児の中でウイルスが長期間に亘って感染・増殖し続けてしまうことがあります。

このような風疹ウイルスの〝持続感染〟は、胎児の細胞分裂を遅らせたり、感染細胞を破壊するなどを引き起こし、胎児の器官形成に悪影響を与えて障害をもたらす危険性があります。これらのことから、風疹ウイルスによる先天性の異常の発生頻度は、妊娠初期ほど高い割合で起こり、症状も重くなります。

妊娠3カ月までの妊婦が風疹ウイルスに感染すると、赤ちゃんが白内障、心臓病、難聴のうち二つ以上をもって生まれてくることがあります。難聴は先天性風疹症候群の症状としては一番頻度が高く、また、これだけが症状であるという場合も多くあります。難聴は妊娠5カ月までの感染と関係します。

妊娠4カ月までに風疹にかかった場合に先天性風疹症候群の児が生まれる可能性は約2割とされています。80％の赤ちゃんは健康に生まれてくることができるということです。また妊娠6カ月を過ぎた妊婦が風疹ウイルスに感染しても、先天性風疹症候群の発生はほとんど認められません。

このように妊婦の風疹感染イコール赤ちゃんに障害が残る、ということではないのです。しかし、現実には、風疹が大流行した年には人工妊娠中絶の数が増加しています。その数は先天性風疹症候群の発生数より、はるかに多い件数となっています。母親が風疹にかかったため、先天性風疹症候群を危惧して人工中絶をする事例が多く発生していると考えられます。風疹の問題の本質は、先天性風疹症候群の発生であり、そして、このような人工妊娠中絶の悲劇の両方であるのです。

先天性風疹症候群を防ぐために

オーストラリアの眼科医ノーマン・グレッグによる先天性風疹症候群の発見が１９４１年。風疹ウイルスは１９６２年に発見され、組織培養によって風疹ウイルスを増殖させることも可能となりました。先天性風疹症候群をなんとしても防ぐのだという思いで、驚くべき速さで風疹ワクチンの開発、実用化が進み、１９６９年には米国、ヨーロッパの一部ワクチン接種が開始されました。風疹ワクチンは、副作用の少ない安全なワクチンです。この風疹ワクチンを接種することで風疹ウイルスの感染を防いで、先天性風疹症候群を予防することができます。

そこで、妊娠を希望する女性で風疹ワクチンを受けているか不明な方や風疹に罹ったことが確実でない人は、まず、風疹の抗体価を検査することをお勧めします。そこで、風疹の免疫が不十分であった場合には、妊娠する前にあらかじめ風疹ワクチンを接種しておき、接種後２カ月以上を経て妊娠することが最良の方法です。

風疹ワクチンは生ワクチンですから、万一にも胎児への感染が起こることが否定できないために、風疹ワクチンの妊婦への接種はできません。風疹ワクチンは、麻疹《はしか》も予防できる麻疹・風疹混合生ワクチン（ＭＲワクチン）で受けることをお勧めします。先天性風疹症候群はワクチン接種で予防でき、それによって安心した妊産期を過ごすことができるのです。

妊娠後に風疹の免疫がないことがわかった場合には、できるかぎり風疹の患者との接触を避けるしかありません。そのような状況の中で風疹の流行が起こってしまうと、人ごみを避けて感染しないように注意するしかないということになります。このとき、もしも夫や家族が風疹に感染してしまうと、家庭内で妊婦に感染させる危険性も出てくるのです。また、職場では風疹に罹った人が、一緒に働いている妊婦に感染させてしまう可能性もあります。ですから、妊娠する可能性のある女性だけでなく、男性も風疹に罹らない、うつさないように十分な風疹の免疫を持つことが大切なのです。

風疹という感染症の問題の本質は、この先天性風疹症候群です。そして、風疹のワクチンは、生まれ来る子供たちのためのワクチンなのです。風疹ワクチンを国民全員の理解と協力のもとに多くの人々が接種して、みんなで風疹の免疫を持てば、風疹流行が起こらなくなります。結果として、妊婦が風疹に罹ることを防ぐことになるのです。現在、日本において約3割の人が風疹免疫を持っていないことは重大です。この風疹の感受性者をワクチン接種によって減らし、風疹流行の起こらない日本社会をつくっていくことが、生まれ来る子供たちを先天性風疹症候群から守ることになるのです。

2006年4月以降、国の定期接種として麻疹・風疹混合生ワクチンが開始となり、1歳と小学校入学前の1年間の年齢での2回接種となりました。小学校入学前に2回の接種が済んでいるか、確認することが大切です。

母子手帳には、自身のワクチン接種の記録が残されています。母子手帳が見当たらない人や風疹に罹った記憶も情報も定かではないという人は、医療機関で風疹の抗体価を検査してもらって、その結果でワクチンを接種することが一番、良い方法です。また、風疹ワクチンは、過去に打った人が再度受けても問題はありません。抗体価のチェックを経ないで、仮に風疹ワクチンを打っても副反応などの問題は生じてきません。

風疹は一部の脳炎などを除けば、軽い病気であり、発疹などの特徴的な症状を出さない場合も多いために、〝風疹にかかったという記憶はあてにならない〟場合が多いことも注意すべき点です。小さいときに罹ったという家族の記憶で風疹免疫があるものと思い込んでいても、抗体検査をすると陰性であったという人も多くあります。

予防接種の啓発を

2016年夏、関西空港や幕張メッセのコンサートやアニメのイベントの会場で、麻疹の感染者が相次いで報告され、大きく報道されました。麻疹は、過去には感染者が20万人、30

万人といった大規模な流行が数年おきに繰り返されてきた感染症（伝染病）でした。その麻疹流行の起こる度に多くの死亡者が出て、合併症の脳炎などのために後遺症を残す人も少なくなかったのです。

このため、1960年に麻疹ワクチンが開発され、日本でも1978年に麻疹ワクチンの定期接種が導入されました。しかし、麻疹ワクチンは1回接種では年数を経過するに従い、ワクチン免疫が減衰して、麻疹ウイルスに曝されると発症してしまいます。そのため、先述しましたが、2006年より1歳児と小学校入学前に麻疹・風疹混合生ワクチンで2回接種する方式となったのです。

麻疹・風疹混合生ワクチンの2回接種が始まると、麻疹の日本国内での流行は抑えられるようになり、日本に土着している麻疹ウイルスはなくなりました。そして、2015年3月にはWHOから〝日本は麻疹が排除された〟と認定されたのです。

しかし、海外では麻疹が発生・流行している国は多くあります。中国やモンゴル、インドネシア等の日本の近隣アジア諸国にも麻疹の流行はあり、これらの国々と日本は活発な交流があります。2016年夏の事例は、これらのアジア諸国から麻疹ウイルスが輸入感染症として入ってきて、さらに悪いことに感染者が不特定多数の人々が集まる場所に出掛けていたことで、再び麻疹ウイルスが国内で拡がる可能性が出てきたことが問題視されたのです。これと同じようなことが、今後の風疹でも起こる可能性が指摘されています。

今、日本は観光立国を目指し、これから、ますます国際化が進んでいきます。さらに、2020年には東京五輪が開催され、世界中から多くの人々が訪れます。海外の風疹の流行国から感染した人が入国して、風疹ウイルスが持ち込まれる可能性も十分に考えられます。思い出してください、風疹は不顕性感染の人が3割程度存在していましたね。ですから、検疫で風疹ウイルスの侵入を防ぐことはウイルス学的に無理な相談なのです。

そのような輸入感染症として風疹ウイルスが侵入したとき、日本に風疹免疫のない、風疹ウイルス感受性者の人が高い割合でいれば、風疹の流行が起こってしまいます。このことが心配されているのです。日本人の約3割の人が風疹免疫が低いことが指摘されているのは前出の通りです。東京五輪開催までに風疹ワクチンの必要性を啓発して、多くの国民に周知してもらうことが大切です。特に若い女性には、是非とも知っていただきたいのが先天性風疹症候群と風疹ワクチンの必要性です。

風疹はワクチンで予防でき、赤ちゃんを先天性風疹症候群から守ることができます。安心した妊産期を過ごすためにも風疹ウイルス感染症について、今、知っておくべき感染症であると思い、ここに取り上げました。

【コラム　アガサ・クリスティの描く風疹の悲劇】

ミステリーの女王、アガサ・クリスティの推理小説『鏡は横にひび割れて』には、風疹ウイルスの感染による先天性風疹症候群の悲劇が描かれています。「クリスタル殺人事件」というタイトルで映画化もされ、日本では1981年に公開されました。

舞台は、ロンドンの近郊の村。そこに妻が有名女優の夫婦が引っ越してきたところから物語は始まります。この女優の名はマリーナ・グレッグ。二人は村の教会関係者や有力者などを招いて、新居で引越し祝いのパーティーを催しました。

「有名女優に一目会いたい」。そう期待して集った人々の中にミセス・ヘザー・バドコックがいて、興奮しながらマリーナに声を掛けました。彼女はマリーナの大ファンで、以前、彼女の舞台に駆けつけ、サインをもらいキスをしたことがあったというのです。熱を出して寝込み、医師は行ってはいけないというのを無視して、出掛けたというのです。

このヘザーが当時感染していた病気こそが、風疹でした。風疹は多少の熱はあっても、その気になれば外出して人に会うこともできるし、発疹は白粉《おしろい》で隠せます。そして、ヘザー・バドコックは、やっとお腹に子供を授かって妊娠初期であったマリーナ・グレッグに風疹ウイルスを伝播させたのでした。

ヘザーに悪意はなかったでしょうが、マリーナとその子供には「悲劇的な結果」が訪れます。妊娠4カ月以内に、この病気にかかった場合には、非常に恐ろしい悪影響をうけるおそれがあるとされる通り、マリーナは風疹に感染し、彼女の子供は先天性風疹症候群となって障害をもってしまったのです。

マリーナは、この女が自分と自分の子供に悲劇の元凶となった風疹をうつしたことを瞬時に悟りました。そして、目の前のヘザーへの怒りと恨みが湧き上がったのです。この後パーティー会場でヘザー・バドコックが毒殺されたのでした。

かつては、風疹は小児の軽い病気と考えられていました。しかし、この先天性風疹症候群こそが、風疹ウイルスの引き起こす最大の問題であったのです。先天性風疹症候群を発見したのは、ノーマン・マカリスター・グレッグというシドニーのアレクサンドラ小児科病院の眼科医です。1941年、グレッグは多くの数の先天性白内障の赤ちゃんを診ることになりました。異常な数の先天性白内障の小児に驚いた彼は、医師としてその原因究明に乗り出します。彼は、その赤ん坊の母親から聞き取り調査をし、その病歴を詳しく調べ、証言に耳を傾けました。そんなある日、彼は待合室で二人の母親の会話を耳にします。それは「妊娠初期に風疹に罹った」という会話だったのです。

１９４０年春から翌年の夏にかけて、オーストラリアでは風疹の大流行が起こっていました。妊娠初期に風疹に罹った妊婦もいるはずです。グレッグは、１９４１年前半に生まれた白内障患者78人の母親の病歴を調べ上げ、68人において、母親が妊娠直前、または妊娠初期に風疹に罹っていたことをつきとめたのでした。この母親たちには、風疹以外の異常は認められず、すべて正常でした。先天性白内障の子らの母親の妊娠初期は、前年の風疹大流行の時期に重なっており、グレッグは妊娠初期に妊婦が風疹に感染すると子供に先天性の疾患を起こすことがある、という事実を明らかにしたのです。そして、アガサが『鏡は横にひび割れて』の中で、先天性風疹症候群の子供をもって苦しむ主人公の女優につけた名前は、マリーナ・グレッグでした。これは偶然ではなく、アガサはきっとグレッグの風疹の論文までも読み解いて作品を描いたのでしょう。

アガサが生きた19世紀後半から20世紀後半には風疹は時にヨーロッパでも大流行を起こして、先天性風疹症候群の患者を発生させていました。そのアガサのミステリーは、まるで風疹という疾患の危険性をも次世代に対して警告しているかのような名作なのです。

5章　飲み込んでうつる感染症

3章で「吸い込んでうつる」をとりあげましたが、口腔《こうこう》を通して体に入るというのは同じですが、細菌やウイルスの種類によって、空気中に漂うものと水に漂うものがあります。ここでは水や食物と一緒に体内に入るものを説明します。

コレラ――水で大流行

コレラは、病原体であるコレラ菌に汚染された水や食物を口から摂《と》ることによって感染します。これを経口感染といいます。1日前後の短い潜伏期間で急性の激しい下痢を起こし、治療しなければ数時間で死に至ることもある感染症です。

コレラは今なお、世界の各地で発生・流行があり、年間140万人から430万人の患者が発生していると推定されています。そのうち、2万8000人から14万2000人が死亡していると見積もられています。コレラの発生が多い国の感染者や死亡者の報告数は、実際の発生数よりもかなり少なく大きな隔たりがあります。また、発展途上国の大都市のスラムにはコレラが常在していて、特に乳幼児が健康被害を受けています。

コレラを始めとする飲用水が媒介する感染症を防ぐためには、安心して飲める水と上下水道の整備などの衛生環境の確保が必要です。日本では、当たり前に水道の水を飲むことができますが、世界でそのような国は多くはありません。むしろ、飲めない国・地域の方が圧倒的に多く、そのような国や地域では、信用できる水を購入する（ペットボトル入りの水が水道水に比べて安全で健康に良いとは限らない、ボトルのキャップが開封された形跡はないか確認も必要です）、煮沸する、適切な浄水器を使用するなどの対応が求められます。

国土交通省の発表した『平成16年版　日本の水資源（概要版）』では、世界で水道水が飲める国として明記されているのは15カ国のみでした。

安全な水が当たり前に使える日本で生活していると、水で病原体がやってくる感染症の危険を感じる機会がありません。ですから、水で媒介される感染症への備えや知識が養われません。ここでは、水で媒介される感染症として、世界的な大流行を繰り返してきたコレラを取り上げます。

コレラ毒素を産生するコレラ菌

日本の感染症法によってコレラと定義されている病気は、「コレラ毒素を産生するコレラ菌による感染症」とされています。同じ菌をさらに血清型という分類法で区別して分けると、コレラ菌は200種以上がありますが、その中で、人の社会の広い地域で流行を起こしてきたのは、コレラ毒素を産生するO1血清型とO139血清型です。コレラの流行をおこすのはこの2つだけです。

そのうち、感染流行を起こす血清型は、主としてO1型です。しかし、1992年にインドのマドラス地方で発生したコレラは、O139血清型でした。このコレラ菌はバングラデシュで確認され、現在も引き続き東南アジアに存在しています。

O1コレラ菌は、さらにアジア型とエルトール型に区別されます。アジア型コレラ菌（古典型）は激しい症状を出して、後述する6回の世界的な大流行（パンデミック）を繰り返し起こしては、莫大《ばくだい》な犠牲者を出してきました。エルトール型の病原性はアジア型よりも弱く、異なる生物的特徴を示す型として区別していますが、このような病原性の違いが何によるものか、その理由はわかっていません。現在のO1型コレラ菌の流行は、エルトール型によるものです。しかしアジア型コレラ菌も存在しています。

その他、アジアやアフリカの一部の地域では変異型のコレラ菌が見つかっており、これらが起こすコレラは、より重い症状を起こし、高い致死率を示すと想定され、その拡がりが憂慮されています。今、世界のどこで、どのような血清型のコレラ菌が発生・流行を起こしているのか、特に途上国に渡航する場合にはそれを知っておくことは自衛につながります。

コレラに実際にかかっても、不完全な免疫しかできませんから、一生に何度でもかかる可能性があります。コレラは油断大敵の感染症です。

どんな病気か

コレラの主な症状は嘔吐《おうと》と下痢です。子どもから成人までコレラ菌に感染しますが、約8割の人は感染しても症状を出しません。これらの不顕性感染の人の便の中にもコレラ菌が排《はい》泄《せつ》されて、他の人への感染源となることもあります。発症した人のうちの8割は軽症から中等度の症状ですが、残りの2割の患者は重症の脱水を伴った急性の下痢症を発症します。

口から入った（経口感染）コレラ菌は、まず胃を通過するときにその多くが胃酸で殺菌されます。このようにコレラ菌は胃酸に弱いのですが、その殺菌を逃れたコレラ菌が小腸に達するとそこで増殖して、コレラ毒素を産生するのです。この腸毒素（エンテロトキシン）であるコレラ毒素が、腸管内への水と塩素イオンを異常に流出させて、多量の水様性の急性下痢症を起こさせます。

　コレラ菌による水様性の下痢は、米のとぎ汁のような白色または灰白色の水様性便です。嘔吐もしばしば見られ、喉がかわき、尿量も少なくなります。重症の下痢症となった場合には、頻回な排便と共に1日に10リットルから数十リットルの下痢を起こして、そのために激しい脱水症状と血漿《けっしょう》中の電解質異常をきたします。電解質の異常で、手足の筋肉に痛みを伴う痙攣《けいれん》も起こします。速やかに治療を受けることが大切で、治療を受けなければ数時間で死に至ることもあります。コレラの流行地でひどい下痢になったら、水分を摂りながら、すぐに医療機関を受診します。主に水分と電解質を補給する治療が行われます。

　この治療の中心は、点滴や経口補水液です。経口補水液は、自分でも簡単に作ることができます。滅菌の必要はなく、安価で大量に確保でき、治療効果も良い、極めて有効な治療法です。いざという時に、作り方を表に示します。また、医師により抗菌薬が処方されます。

　適切な治療を受けずに脱水の症状が進むと、皮膚には弾力が失われ、洗濯女の手と表現されるのですが、指先の皮膚にも皺《しわ》がよります。顔は

〈経口補水液のつくり方〉

一度沸騰させた水1リットルに、食塩を小さじ2/3（4.5グラム）と砂糖大さじ3杯（27グラム）を溶かします。ゆっくりかき混ぜて、溶けたところで、オレンジやレモンなどをぎゅっとしぼって果汁を垂らします。

目が落ち窪《くぼ》んで、頬がこけ、これはコレラ様顔貌と言われます。

1831年のイギリスの港湾都市の地方紙「サンダーランド・ヘラルド紙」では、このコレラ様の顔貌などを以下のように記録して報道しています。「胃に不快感、吐き気、白い水のような下痢。顔は痩せて皺だらけになり、目は凹《へこ》みギラギラする」。当時、イングランドの港町では、コレラは新しい伝染病で、この地方紙はその危険な感染症を警告していたのでした。その後、この港町は、コレラの数カ月に亘《わた》る流行に見舞われました。

コレラ流行史

コレラは19世紀になって初めて、世界的な大流行を起こしました。それまでは、インドのガンジス川流域のベンガル地方に風土病として古くから存在していました。サンスクリットでコレラは「ビスシカ」、ヒンドゥー語では「モルデシム」と呼ばれていますが、それは「死に至る腸の病」という意味です。ベンガル地方では、死をもたらす恐ろしい病とされながら、18世紀までインドの国外で流行を起こすことはありませんでした。

しかし、18世紀末、イギリスのインド支配が始まると、状況は激変します。まず、インドに進駐したイギリス軍にコレラが流行。数千人の犠牲者が発生しました。その後、ベンガル地方から流行地域を拡大したコレラは、世界的な流行を起こし始めたのです。最初の流行が確認されたのは1817年で、それ以降、はっきりとしたパンデミックは1923年までに6回記録されています。前述したようにいずれもO1型コレラ菌のアジア型（古典型）が原因菌の流行です。

《第1回流行　1817〜23年》

1817年、ベンガル地方を飛び出したコレラは、カルカッタに到達、インド全土で大流行を起こしました。貿易の拡大やイギリス軍の移動にともなって拡大を続け、ネパール、タイ、フィリピン、中国へも到達。万里の長城を遡って、ロシア領にも侵入。

一方、アラビア半島のオマーンへも向かい、バーレーン諸島からペルシャ湾岸にとりつき、中東、アフリカ諸国でも大流行。この余波が江戸時代の1822年、日本にも及んでいます。これが、日本における初めてのコレラ流行です。

このコレラ流行で、夥《おびただ》しい命が失われていますが、コレラの流行は、この後にさらに本格化するのです。

《第2回流行　1826〜37年》

3年ほど古巣のベンガル地方で、風土病としておとなしくしていたコレラは、1826年、またも盛り返して、本格的な世界流行を起こします。ガンジス川を遡り、パンジャブ、アラビアに侵入すると、メッカ巡礼に集っていたイスラム教徒1万2000人が犠牲となりました。

エジプトでは、カイロ、テーベ、アレキサンドリアの都市に入り込み、エジプトでの死者は1日に3万人を超える惨状となっています。そして、チュニジアに及び、南下してザンジバルに到達しました。

一方、ペルシャからロシアのウズベクに入ったコレラは、シルクロードの隊商と共にオーレンブルクへ入り、防疫線を突破してついに1830年、モスクワに到達。

まだ、この段階では、ヨーロッパの人々の多くは、コレラはインドの風土病で貧しい国々で流行を起こしているだけで、自分たちのような文明国では流行するはずはないと楽観視していました。しかし、モスクワからペテルブルクを経て、フィンランド、ポーランドへ入ってくると、そうはいかなくなります。1831年、コレラはついにヨーロッパに到達します。オーストリアへ侵入し、ウィーンで流行を起こしました。同年、ドイツのベルリン、ハンブルクでも人命を奪い、ハンブルクの港から軍艦によって運ばれ、イギリスの東海岸にもコレラ患者が発生、1832年にはロンドンで流行が起こります。同年、パリにも侵入し、フランス全土で流行を起こしました。このとき、フランスでの犠牲者数は9万人と推計されています。

1832年春、パリでコレラの流行が始まり、死亡者数が1万人を超えました。この恐ろしい疫病への恐怖や不安は、やがて、政府への不満として爆発します。暴徒化したパリ市民が暴動を起こし、フランスの政治は混乱を極め、その後、共和制へと移行していくのでした。同時期、コレラは、オランダ、ベルギー、ノルウェーの主要都市のほとんどで流行を起こし、船舶で大西洋を渡ります。カナダのケベックに上陸すると、内陸を横断して、ニューヨーク、フィラデルフィアに侵入。さらにロッキー山脈を越えて、メキシコやキューバで流行し、中米のニカラグア、グアテマラまで到達して流行を起こしました。

この後も、コレラは世界的流行を繰り返し、6回のパンデミックを起こした中で、1840年からの第3回の流行では、江戸時代の末期の日本を襲い、江戸の町で大流行を起こしました。

大流行はなぜ起こるか

コレラは、コレラ菌（Vibrio cholera O1およびO139のうちコレラ毒素産生の菌）の経口感染により起こるのは、前にも説明した通りです。患者は激しい下痢を起こし、脱水症状となって、適切な補水を受けなければ重症化していきます。このコレラ患者の下痢便には夥しいコレラ菌が含まれて、それが周囲の人々への感染源となるのです。菌で汚染された水や食物を摂ることで、人に感染していきますが、当時は、まだ上下水道が未整備でした。加えて、上水の塩素消毒が為されておらず、下水処理などの設備もなかった時代です。これらのことから、コレラ菌が効率よく水で媒介され、爆発的な流行を起こしました。

コレラ菌は、外部との交流の少なかった時代には、太古からインドで限定的に発生してきた風土病的な病原体でした。イギリスのインド進出を契機に一躍、国際伝染病となったのです。人の流動によって、風土病が広域で流行する疫病へと変化した典型的な例が、コレラパンデミックなのです。

このように現在もコレラの発生は多いのですから、コレラ菌を体に入れないために、コレラ流行地では次のような注意をしましょう。

①加熱できる食物をしっかり加熱して食べる。

②氷を摂る際は水道水は避け、安全な水で作ったものにする。コレラ菌は凍っても死なない。
③アイスクリームも感染のリスクがあり、できれば避ける。
④海産物は生では食べない。果物は自分で皮をむいたものを食べる。カットフルーツはさける。
⑤調理、食事の前、トイレのあとに手をよく洗う。

コレラの現状と注意すべきこと

1961年にインドネシアのスラウェシ島から始まったコレラ菌O1型エルトール型による流行があり、それは今も続いています。2013年には世界47カ国から患者13万人の発生と、そのうち約2000人の死亡がWHOに報告されています。しかし、これは現実より遥《はる》かに少ない数字であると指摘されています。監視システムが整っていないことや貿易や観光などの産業に対する影響から、積極的な調査が行われていないと考えられます。

世界的には、難民キャンプなどでの流行や都市周辺のスラム街での発生など、安全な水と衛生環境の確保のできない場所でコレラの感染リスクが高くなっています。さらに災害時にはコレラ菌の持ち込みやもともと常在する地域であった場合には、清潔な水の確保が困難な中で、高い密度で大勢の人々の集まる避難施設での深刻なコレラ流行が発生しています。

２０１０年1月、ハイチでマグニチュード7の大きな地震が起こったときには、同年10月にコレラの大流行が起こり、７０９１人が犠牲となったのです。日本においては、コレラの患者発生数は年間１００人以下（ほとんどが海外旅行で罹《かか》ってくる輸入事例）ではありますが、発展途上国ではしばしばコレラの流行が起こっているので、渡航時にはその国の情報を確認することも大切です。

また、コレラ菌は人の体内以外にも、淡水や汽水、入江の水の中で自由生活型の細菌性生物として存在しています。動物性プランクトン、甲殻類、水生植物の生息地でよくみられ、藻類の異常発生にも関係しています。地球温暖化による海水温の上昇は、細菌には適した環境になります。特に沿岸域の水温の上昇は、コレラの流行を促進することが危惧されているのです。

【コラム　ジョン・スノウ博士の「感染地図」】

病原体であるコレラ菌は、１８８３年のロベルト・コッホによる発見を待たねばなりません。それは、20世紀、世界が繰り返し襲われたコレラパンデミックの第5回目の最中のエジプトでの偉業でした。顕微鏡下で認められたコレラ菌は、バナナのような形のコンマ型の細菌だったのです。

しかし、イギリスの医師、ジョン・スノウ博士（以下、スノウ）は、このコレラ菌発見に遡ること約30年前の1855年に、コレラという病気は病人から健常者に病人の体内で増える「何かのもの」によって引き起こされる事を明記した『コレラの伝播《でんぱ》様式について』という著作を著わしていました。病原体の発見はおろか、病気の原因は悪い空気（瘴気説《しょうきせつ》）とされていた時代における偉業でした。

下水処理も塩素消毒もされていなかった時代

19世紀のビクトリア王朝時代、あらゆる臭いが病気の原因とされ、当時の衛生行政の根幹はこの悪臭対策であったのです。そして、産業革命以降、爆発的に増えたロンドンの人口を背景に、多くの家の排泄物と汚水が、下水道を通じてテムズ川に流れ込んでいました。この時代は下水処理のシステムは未だなく、汚水はそのままに直接、川に流しこまれ、上水は塩素消毒をされることなく、川や井戸の水がそのまま使われていたのです。ちょうど、スノウがコレラ菌の水媒介説を考えつき、その仮説の実証を集める機会を待っている間に、ロンドンでは、市民がコレラ菌を経口摂取する仕組みができ上がっていたことになります。

医学探偵、ジョン・スノウの誕生

１８４８年、コレラが集団発生しているハンブルクから、ドイツの汽船エルベ号がロンドンに入港してきました。その乗組員が間貸し屋でコレラを発症、数時間後に死亡。数日後、同じ部屋に泊まった男がコレラとなって、１週間後には周辺一帯に拡大、収束する２年後までに５万人が犠牲となりました。

スノウは、このコレラ大流行の報告書を食い入るように読み込んでいました。彼は、コレラの拡大は、悪臭を原因とする瘴気説で説明することはできないと考えました。しかし、コレラは人と人との接近だけでうつる訳でもないのも事実だったのです。死にかけている患者と同室に居てもうつらないことがある一方、近くに住んでいるというだけで感染することがあるのがコレラでした。スノウは、この相反する２つの事象を繋《つな》ぐ何かがあると考えたのです。

スノウは、１８５４年のロンドンのコレラの流行において、患者の発生の相次ぐロンドン、ソーホー地区で、患者の発生状況と飲み水を中心とした徹底的な聞き取り調査を行い、死者と給水ポンプの場所を示した「感染地図」（THE GHOST MAP）を作りました。その結果、コレラ患者は井戸の利用者に発生し、最初の患者は井戸の側《そば》に住む赤ちゃんで、その若い母親は下痢便のオムツをすすいだ水を井戸の近くの汚水溜《だ》めに捨てていたのです。そして、その汚水溜めは地下で井戸の水脈にしみ込んでいたのでした。

この地図と聞き取り調査によって、この地区でコレラ患者が下痢をした排泄物が汚水溜めから井戸に流れ込み、その伝染性の粒子（コレラ菌）が飲み水に混じって、人に飲み込まれることでコレラを起こすことが明らかになったのです。そして、彼はコレラ菌で汚染された井戸のポンプを外す（つまりこの井戸を使えなくする）ことで地域のコレラ流行を食い止めようとしました。

スノウの説が認められるのは、1858年の夏の猛暑によるロンドンの大悪臭において、疫病死亡者数に変化がなかったという、人口動態統計学者の集計した疫病死亡統計のデータが出てからでした。しかし、スノウはこの報を待たずして、同年の6月に脳卒中で亡くなっていたのです。

現在のブロードウィック・ストリート（19世紀のブロード・ストリート）の角、歩道に赤レンガ色の縁石がありますが、それがスノウの見つけた井戸のポンプがあった場所です。私はロンドンに行けば必ず訪れて、そこで地図をもって流行の最中に走り回ったスノウに思いを寄せるのです。

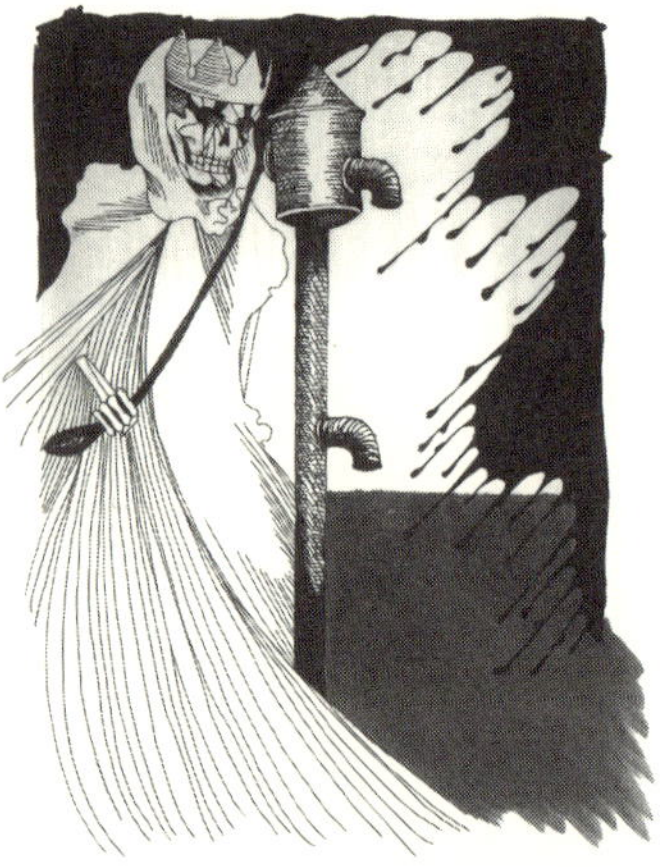

スノウは、死神のような井戸のポンプを外し、コレラ流行を止めたのです

6章　傷からうつる感染症

すり傷や切り傷などは、日常的な小さな浅い傷の他、傷の深さによってはそこから細菌が入りこんで化膿《かのう》してしまうことがあります。このように外からの力で組織が壊れ、正常な皮膚の機能を果たせなくなっている部位は、細菌が大変入り込みやすくなっているのです。特に傷から入り込み問題を起こす菌はいくつかありますが、ここではその中でも代表的な破傷風菌の感染について取り上げます。

破傷風――震災でクローズアップ

２０１１年3月11日、東日本大震災が発生、多くの方々が犠牲となり、また被災されました。東日本大震災の後には、被災地で「破傷風」という重大な細菌感染症が10例報告されています。破傷風は過去には多くの人々の命を奪った感染症ですが、破傷風の予防ワクチン（破傷風トキソイドワクチン）が定期接種となってから患者数は減り、現在は、国内の年間発生数は数十人です。しかし、そのうち20〜50％が死亡しており、依然として高致死率の重大な感染症です。3・11の震災で破傷風を発症した方々はいずれも、津波に流されたり、転倒したり、避難のときに受けた傷口から破傷風菌に感染したのでした。

感染経路

破傷風は、破傷風菌という細菌の感染によって起こります。この菌は世界中の土壌中や動物（馬、牛、犬、猫、鼠《ねずみ》、モルモット、鶏、人など）の糞便《ふんべん》中に広く存在しています。特に馬が飼われている厩舎《きゅうしゃ》やその周囲は、高度に破傷風菌で汚染されています。そのような場所は破傷風菌の感染リスクの高い場所です。

破傷風菌は芽胞《がほう》という休眠の状態で、熱（破傷風菌の芽胞は121℃で15分加熱しても生き残ります）や乾燥、消毒などにも耐えて、しぶとく生き残って潜んでいます。そして、人が泥の中で足を切ったり、古釘《ふるくぎ》を踏んだことでできる傷、やけどの傷口や農作業やガーデニング、スポーツでの転倒等によるすり傷などからも、この破傷風菌の種のような存在である芽胞が体内に入り込みます。破傷風患者の2割強の人が、侵入部位を特定できていないことから も、些細《ささい》な傷からも感染が起こると考えられます。

最強の神経毒素

侵入した芽胞は破傷風菌が酸素を嫌う嫌気性菌のため空気の少ない環境下で発芽して、そこで破傷風菌が増殖します。そして、破傷風菌は〝破傷風毒素（テタノスパスミン）〟という神経毒素を大量に産生するのです。この破傷風毒素は、食中毒のボツリヌス菌の産生する毒素と並んで最強の毒素とされ、傷の周囲の運動神経終末から神経細胞内に取り込まれ、神経機能を冒しながら、脊髄・脳神経の運動神経中枢に向かって移行していきます。

そして、この破傷風毒素は神経組織に結合し、筋肉の収縮を抑えるように働く伝達物質の放出を抑えて、この結果として筋肉が全く抑制されずに収縮を起こして筋肉がこわばります。こうして広く運動神経の機能が障害され、全身の筋肉に強い痙攣《けいれん》性の硬直が起こるのです。

重篤な患者では、激しい痙攣から呼吸筋麻痺《まひ》による呼吸困難から窒息死に到り、さまざまな治療方法が施されるようになった現在であっても、致死率は3割（20〜50％）にも上ります。

人から人に感染伝播《でんぱ》する病気ではありません。しかし、病原体の破傷風菌は土壌に広く存在することから、傷を受ければ容易に感染を受ける危険があります。破傷風菌に接触しないで、日常を送ることは不可能ですから、誰でも感染のリスクがあるのです。

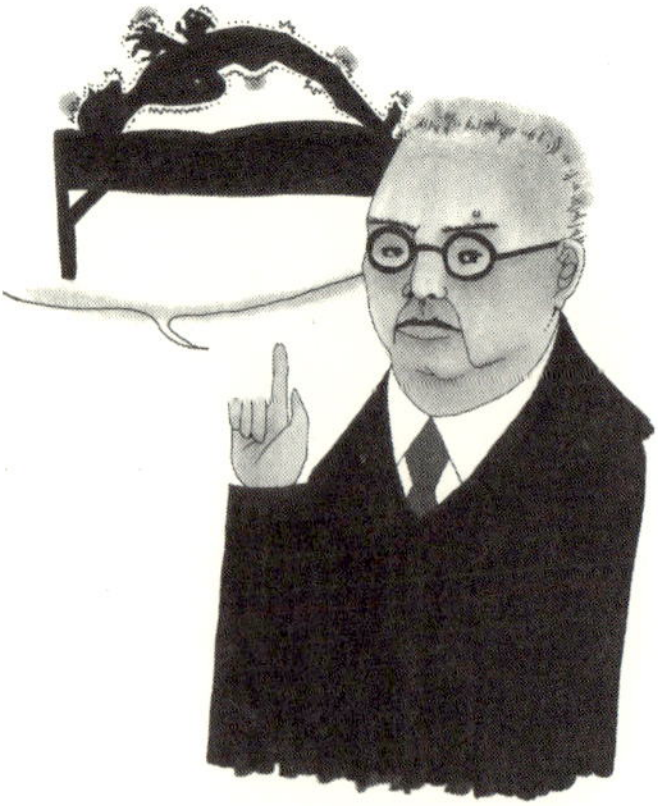

北里柴三郎博士は破傷風菌の嫌気性の性質と培養方法を発見しました

破傷風トキソイドワクチンの導入

１９５０年、日本で報告された破傷風の患者数は１９１５人、その内１５５８人が犠牲となり、致命率は81％でした。この死亡者の半数以上が15歳未満の小児でした。当時は破傷風トキソイドワクチンが日本に導入される前で、ワクチンでの予防が出来なかったのです。

　破傷風トキソイドワクチンは１９２４年に開発され、米国では第二次世界大戦の兵士に接種したことが契機となって普及し、１９４０年代後半には小児の定期接種として導入されました。日本では１９５２年に任意接種で破傷風トキソイドワクチンの使用が始まり、１９６８年にジフテリア百日咳《ひゃくにちぜき》破傷風混合ワクチン（三種混合ＤＰＴ）で定期予防接種となりました。このＤＰＴワクチンの定期接種開始後、破傷風の患者数と死者数が共に減っていったのです。

　現在の日本においては、破傷風トキソイドの予防ワクチンが定期接種となって普及し、小児から若年成人での破傷風の報告はほとんどありません。しかし、定期接種導入以前の現在の中高年以上の人の多くは免疫をもっていないため、毎年数十人から100人の症例が報告されています。

災害時にリスクが上がる

しかし、これは医療へのアクセスの良い平常時の日本でのことで、災害発生時には傷を受ける危険性も高い上に、緊急の医療を受けることも困難と考えられます。さらに、災害時には医療どころか、傷をきれいに洗うための安全な水すらない、という状況に陥ります。破傷風菌の芽胞が存在する泥などの不純物や病原体を洗い去ることもできないまま、時間が経過してしまうと、破傷風菌の感染が成立し、さらに治療が遅れると発症のリスクが高まります。東日本大震災での破傷風の患者の発生には、このような災害時の避けがたい状況があったのです。

2016年9月末には、内閣府から南海トラフ地震や首都直下型地震の発生被害のシミュレーションCGが公開され、大規模自然災害の脅威に国民は強い衝撃を受けました。ご覧になっていない方は、内閣府のホームページでそれを見ることができます。いつ来るのかはわからないが、必ず来るという、このような広域大規模災害を視野に本章では、一個人が今から出来うる災害時の感染症対策の一つとして、特に破傷風ワクチンを未接種である可能性の極めて高い中高年齢層に向けてその予防と対策を説明します。

東日本大震災の破傷風

津波に流された際や避難する間での受傷による震災関連の破傷風症例が、岩手県や宮城県の医療機関から報告され、このうちの7例についての詳細な調査結果が国立感染症研究所の感染症発生動向調査週報（IDWR）2012年45号に「東日本大震災関連の破傷風症例についての報告」として公表されました。

この東日本大震災における破傷風発症者は、いずれも50歳代以上の中高年齢層以上の方々でしたが、平時における日本の破傷風の患者も、その95％以上が40歳以上の成人です。これは、国の破傷風トキソイドワクチンの定期接種導入前に生まれ、怪我《けが》などの特別な事由が無い限りには、破傷風のワクチンを接種していないためです。

このように破傷風のワクチン免疫をもたないままに、傷を受け、土壌などで汚染されたり、血餅《けっぺい》が付着した外傷部位を、十分な洗浄や消毒もしないままに縫合したり、包帯で圧迫する

震災関連破傷風症例

症例	報告自治体	感染地域	年齢	性別	診断日	報告日	保健所受理日
1	宮城県	宮城県	56歳	男性	3月20日	3月20日	3月22日
2	岩手県	岩手県	69歳	男性	3月25日	3月25日	3月25日
3	岩手県	岩手県	56歳	女性	3月21日	3月22日	3月22日
4	山形県	宮城県	60歳	女性	3月25日	3月28日	3月29日
5	宮城県	宮城県	82歳	女性	3月25日	3月28日	3月30日
6	さいたま市	宮城県	61歳	女性	3月26日	3月28日	3月28日
7	宮城県	宮城県	78歳	女性	3月28日	4月19日	4月21日
8	宮城県	宮城県	65歳	女性	4月 1日	4月18日	4月18日
9	宮城県	宮城県	70歳	男性	4月 6日	4月 6日	4月 8日
10	東京都	宮城県	82歳	男性	3月27日	2012年3月26日	2012年3月26日

※月日について、年の記載のないものは全て2011年

出典：国立感染症研究所

と、創傷部位に嫌気性条件を作ることになります。酸素を嫌う、嫌気性菌である破傷風菌は、これにより感染の成立と菌の増殖が促され、破傷風毒素の産生が促進されることになります。災害時にはこのような状況に追い込まれることは多くあることです。

東日本大震災で患者を診た主治医は、受傷から治療の開始までに10〜20時間が経過していたことや避難所で周りに迷惑かけられないと受診を控えていたことなどで、破傷風の感染が成立してしまったことを挙げています。開創が6時間を超えてしまった場合には数日経過を見たのちに縫合すべきとし、そのような患者には治療として抗破傷風ヒト免疫グロブリンを優先して投与しなければならないとしています。しかし、この抗破傷風ヒト免疫グロブリンも破傷風トキソイドワクチンも震災時に入手が極めて困難であることや、傷の洗浄用の水の確保も難しかったことを被災現

場の経験から指摘しています。

破傷風の病態

破傷風の潜伏期は3～21日（平均10日程度）ですが、潜伏期が短い場合には、より重症化する傾向があります。受傷後数日して、頭痛、不快感やムズムズした間隔から始まり、徐々に下顎や口が固く動きにくくなって、顔が歪んだり、舌がもつれたりして、口が開きにくくなり、言葉を発したり、飲み込むなどが出来にくくなります。破傷風毒素が顔や頰の筋肉に到達すると顔にも痙攣が起こり、口唇は横に広がって少し開き、歯牙を露出して、笑ったように引きつった（皮肉笑のような）表情になります。破傷風顔貌と呼ばれます。そして、首の筋肉が痙攣します。一方、急激に重いしびれや歩行障害から、全身全ての筋肉の強い硬直が起こり、激しい強直性痙攣が起こります。特に、背筋、咬筋《こうきん》などの大きく強い筋の硬直症状が日立ち、それによって骨折も起こります。最終的には後弓反張《こうきゆうはんちよう》という弓を置いたような頭と踵《かかと》しか地面についていないような反り返りの体勢となってしまいます。光や音などの刺激によって痙攣性硬直が誘発されるので、絶対安静となります。やがて呼吸筋の硬直により呼吸困難となります。これらの症状が出ている間も、本人の意識ははっきりとしていますので、痛みと共に発作の恐怖も感じて、大変な精神的苦痛が強いられるのです。

数分間にも亘《わた》る痙攣を繰り返す状態が、3〜4週間続き、破傷風の症状が消えるまでに数カ月を要します。日本では、早期診断と抗血清療法や筋弛《し》緩《かん》剤と人工呼吸によって治癒・回復する可能性が増えていますが、現在でも患者の1割が呼吸困難となって死亡しています。破傷風毒素を中和する抗破傷風ヒト免疫グロブリンは、組織に結合する前の血液中での遊離している毒素は中和できますが、組織に結合してしまった毒素を中和することができず、また、一度、神経に結合した毒素は離れることはありません。ですから、この抗破傷風ヒト免疫グロブリン治療は発症初期に実施されなければならず、できるだけ早くの集中治療の開始が必要となります。しかし、震災などの医療資源が限られる中では、それはとうてい難しい状況になるでしょう。

極めて微量の毒素で破傷風を発症するため、破傷風に罹《かか》って治っても十分な免疫はできません。このため、何度も破傷風に罹る可能性があり、破傷風トキソイドワクチンを接種して、人工的にワクチン免疫を付けることが必要となります。また、災害時だけではなく、海外の医療へのアクセスの悪い地域へ出掛けたり、滞在したりする場合には、是非とも破傷風トキソイドワクチンの接種が必要です。

予防ワクチンの接種方法について

予防に有効で安全性の高い破傷風トキソイドワクチンが実用化されています。

現在の予防接種法では、生後3カ月から90カ月未満に三種混合DTP(ジフテリア、破傷風、百日咳)ワクチンが4回とDT沈降ジフテリア、破傷風混合トキソイドワクチンを11歳以上13歳未満に1回接種と合計5回接種を推奨しています。このように日本で40歳以下の人に破傷風の患者が少ないのは、このワクチン免疫が残っているからだと考えられます。

日本では1952年に破傷風トキソイドワクチンが導入されましたが、当時は任意であることから接種率は低かった(つまり多くの人が接種していない)と考えられます。続いて、1968年に破傷風・百日咳・ジフテリアの三種混合DPTワクチンが小児への定期接種となりました。ですから、1968年以前に生まれた人には、事故による怪我などの特別な事由が無い限りは、破傷風トキソイドワクチンが未接種であると考えられます。

では、このような未接種の成人の方々への破傷風トキソイドワクチンの接種は、どうしたら良いでしょうか。そのような方々は、任意で医療機関を訪れ、沈降破傷風トキソイドワクチンという別種の予防ワクチンを4〜8週間間隔で2回接種した後に6〜18カ月の間隔をおいて、1回の追加接種をすることが勧められます。さらに10年毎に追加で同ワクチンの接種を行って、破傷風菌に対する防御抗体レベルを維持することが大切です。これらのワクチンは、ご自身で任意接種することになりますので、1回の接種につき3000～4000円位がかかります。しかし、生命に関わる怖い感染症であり、繰り返し起こる痙攣で酸素が不足して脳に重い後遺症が残る場合もありますから、接種を強くお勧めします。

また、定期接種で乳幼児期と学童期でDPTワクチンを接種した方々は、10年以上を経過している場合は、追加の接種が勧められます。例えば、少なくとも、40歳、60歳前後で追加接種を任意で行って、破傷風のワクチン免疫を増強して、予防することが大切と考えられます。

東日本大震災関連での破傷風発症例の報告のように、大規模な災害時（南海トラフ地震、首都直下地震、その他の水害等の災害時にも）には医療サービスそのものがかなり限られ、ワクチンや治療薬などの入手も非常に困難となるでしょう。

平常時の今から、破傷風トキソイドワクチンを接種して予防しておくことが、自身でできる震災、災害対策となります。

先に挙げた東日本大震災時に診た主治医のコメントには、「震災以前に、破傷風トキソイドの接種を推奨して広報することも考慮すべきではないか（10年に1度くらいの接種など）。」「医療資源が限られる中では、早期対応が難しいと思います。まずは普段の予防接種の推奨が重要と考えます。」「震災後に全例予防を行うのには無理がある（もっと優先されるべきものがある）。予防を行うのであれば、欧米のように定期的な予防接種など……。対応としては、症状を周知し、来院を促す、診断された後は震災の大きさや病院の状況に応じて被災地外への転院も考慮されるべきと思います。」という貴重な意見が残されています。

この教訓を生かすためにも、破傷風という恐しい感染症を取り上げましたが、実は私も1968年以前に生まれた破傷風ワクチン未接種の世代でした。上記のドクターのコメントを読んですぐに、教授室を出て、ワクチン接種を受けに行きました。

また、「震える舌」という、三木卓氏の同名小説を原作にし、破傷風を発症した少女とその両親を描いた映画があります。1980年に製作された日本映画です。破傷風の怖さが忘れ去られようとする中で、地震や火山の活動期に入ったとも言われる日本において、予防啓発のためにも貴重な映画です。ここにご紹介いたします。

7章　動物からうつる感染症

狂犬病――世界150カ国で発生

発症したら、致死率はほぼ100%という恐ろしい感染症が狂犬病です。世界的には、毎年5万5000人以上の人が狂犬病で死亡しているとされています。これだけ多くの人が犠牲となっていることから、もっとも恐ろしい生き物のランキングでは、4位に入っているのです。特に日本人のよく訪れるアジアや中南米を中心にその多くが発生しているので要注意です。犬という漢字が入っていますが、狂犬病ウイルスは広く全ての哺乳類に感染し（ですから、人への感染源になる動物は犬だけではありません。後述）、もちろん人の狂犬病もあります。そして、狂犬病ウイルスは脳で増えて脳炎を起こし、発症した人のほぼ全員の命を奪うのです。〝ほぼ〟というのは、これまで狂犬病を発症して助かったとされる人が〝数人〟いるためです。

日本で人が感染する場合は、主に狂犬病ウイルスに感染した犬に咬《か》まれて感染することから、このような名前が付いたと考えられます。しかし、前出のように狂犬病ウイルスは犬、人だけでなく、猫やコウモリなど、哺乳類のほとんどに感染するのです。そして、日本やイギリス、オーストラリアや北欧の一部の国と地域を除いては、世界中で狂犬病が発生しているのです。

みなさんも、海外で哺乳類の動物、たとえば、犬、猫、猿、スカンク、アライグマ、フェレット、キツネ、コウモリなどに咬まれたり引掻《ひっか》かれたり、なめられたりした場合には、狂犬病の感染を疑わなければなりません。その場合には、まず、傷口を流水と石鹸《せっけん》でよく洗い流す等の処置をして、できるだけ早く現地で病院に行き、発症を阻止するためにワクチン接種等の治療を受けなければなりません。

一旦、発症してしまえば殆《ほとん》ど全員が死亡してしまう狂犬病では、まず感染しないように可能な限り予防すること、さらに感染を疑う状況となってしまった場合にはできる限り早く、ためらうことなく発症を阻止するための治療を受けることが必須なのです。

現在の日本では国内の狂犬病が撲滅されているため、多くの日本人は、人の感染症としての狂犬病の怖さを忘れてしまっています。犬だけの病気と思っている人も多くいます。依然として、海外の多くの国々で人と動物の狂犬病が報告されている中で、近年、日本ではさまざまな珍しい動物なども含めたペットブームが起こり、また、密な接触で飼う人々も増えています。もちろん動物の輸出入に関しては、狂犬病予防法や家畜伝染病予防法に基づいて、輸出入検疫が課せられていますが、動物の密輸や何がしかの事故等も考えねばなりません。

また海外旅行や留学、仕事での滞在などの機会のある人も、狂犬病ウイルスの怖ろしい感染症の予防と対応をぜひ知っておいていただきたいと思います。

発生状況

狂犬病は日本、ニュージーランド、英国、オーストラリア、北欧の一部の国などを除いて、世界中150カ国に存在します。台湾は狂犬病のない地域とされていましたが、2013年7月に野生のイタチアナグマの狂犬病感染が確認されました。

注意すべきは、近年、中国で狂犬病の大規模な流行が起こっていることで、報告されているだけでも毎年2500人もの犠牲者が中国国内で発生しています。さらに深刻なのがインドで、毎年2万人から3万人が亡くなっています。インドの発生数は、全世界の犠牲者の約半分を占め、これらの国へ出かける時は、後述する注意事項を守って下さい。また、日本の若い女性に人気のバリ島のあるインドネシアでも、毎年100人以上の感染・犠牲者が確認されています。その他、タイ、ベトナム、フィリピン、ネパールなどでも流行し、死亡者が出ています。狂犬病ウイルスの人への媒介動物は、大まかには途上国では犬による場合が多く、先進諸国では野生動物からとなっています。

感染経路

日本における狂犬病の輸入例の報告では、ネパールで犬に咬まれて帰国した青年（1970年）やフィリピンで犬に咬まれて帰国した2名（2006年）の報告がありました。これらのアジア地域では、住民に餌をもらって放し飼いになっている〝半野良の犬〟がよく見かけられます。ですから、アジア地域への渡航では、狂犬病の予防に十分な注意が必要です。

具体的には、どのような状況で犬に咬まれているのでしょうか。以下に、狂犬病常在国で犬に咬まれた事例を列記します。狂犬病ウイルスに感染している動物が、狂躁《きょうそう》期となっている場合には、目の前にあるもの、何にでも咬みつく傾向があります。理由もなく、突然に咬まれたような場合には、狂犬病の可能性を考える必要があります。

・5、6匹の野犬でたむろしていたうち、1匹が近づいてきて、突然に足を咬んだ。
・後ろから近付いてきた犬が、突然に咬みついた。
・寝ていた犬につまずき、犬が驚いて咬みついてきた。
・友人の飼っている犬を撫《な》でようとして咬まれた。
・バスを降りたところで、突然に犬が咬みついてきた。

また、狂犬病常在国では、犬だけでなく、猫やアライグマにも注意が必要です。愛らしさに惹《ひ》かれて、つい手を出したくなりますが、それは危険な行為です。撫でようとして、猫にひっかかれる、咬まれる、アライグマに咬まれるといった事例も報告されています。サルにおいては、食べ物を持っていたためにサルがそれを奪おうとしたときに受傷した、高い所から飛び掛かられ、頭、顔を傷つけられた、後ろから突然、飛び掛かられて受傷したなどがあります。

繰り返しますが、発症してしまえば致死率はほぼ100%という疾患ですから、予防が全てであるという姿勢で臨まねばなりません。

一方、中南米での狂犬病の発生も深刻です。メキシコ、エルサルバドル、グアテマラ、ペルー、コロンビア、エクアドルなどの国々で狂犬病が発生しています。注意すべきは、中南米地域の狂犬病ウイルスの媒介動物です。東南アジアでの感染源は主に犬ですが、中南米では吸血コウモリで多く発生しています。コウモリは吸血、非吸血（食虫・食果）共に注意が必要で、米国ではコウモリ、アライグマの方が犬よりも狂犬病の人への感染の危険性があるとされます。

ヨーロッパはキツネ、北米はコウモリ、アライグマ、スカンクなど、アフリカでは犬、ジャッカル、マングースなどが人への感染源となっています。主にこれらの狂犬病ウイルスをもった動物に咬まれたり、引掻かれることで感染します。

人へ狂犬病ウイルスを媒介する哺乳類は、稀《まれ》には野生のネズミなど齧歯《げっし》類、ウサギ、家畜なども感染の疑いとなります。家畜も狂犬病ウイルスをもった野生動物に咬まれるなどして感染し、被害が出ています。

ヨーロッパ先進諸国や米国では、犬の狂犬病はワクチン接種によって制圧できてはいても、これらの野生動物の狂犬病は依然として発生が続いています。このため、人が野生動物から感染する場合やワクチン未接種のペットの犬や猫へ狂犬病ウイルスが伝播《でんぱ》される危険性があります。

この野生動物の狂犬病（森林型狂犬病）への対策では、過去には狂犬病ウイルスをもっている野生動物を殺して、動物間での狂犬病の伝播を断ち切る試みも行われました。しかし、これにはあまりに多くの動物（目標動物の60％）を殺処分しなければならないとされたことから、取り止めとなりました。現在では狂犬病ワクチンを餌に封入して空中から目標地域に散布して、それを食べた動物に狂犬病ウイルスのワクチン免疫を与える方法が行われています。スイスではこの経口型のワクチンがキツネの狂犬病蔓延《まんえん》阻止に効果を上げています。

感染から潜伏期・発症

感染した動物の唾液腺では大量の狂犬病ウイルスが増殖しているため、唾液中にも狂犬病ウイルスが多く存在します。そして、咬まれた傷から唾液とともにウイルスが体内に侵入します。狂犬病の流行地では、なるべく長ズボンを着用するようにします。それは万一咬まれても衣類の繊維が唾液を吸収することで、外傷部位へのウイルスの侵入が少なくなるからです。前出の犬に咬まれた事例に〝足を突然咬まれた〟というケースが多いことからも、半ズボンやスカートは避けます。

さらに、感染動物に眼や鼻、口などを舐《な》められても、その粘膜からも感染します。そもそも、動物は前足をなめますので、ウイルスを含んだ唾液が爪に付着していることがあり、その爪でひっかかれることも感染のリスクがあります。

　このようにして、狂犬病ウイルスが体内に侵入すると、神経に沿って脳に向かって上っていきます。狂犬病ウイルスは血液に入らないので、血液での感染の有無の検査はできません。ですから、感染やそれが疑われる動物に咬まれる等の危険性が生じた場合には、すべて感染したものとして、後述する曝露《ばくろ》後ワクチン接種や免疫グロブリンでの対応を〝即座に取る〟ことが必須となります。いったん発症してしまえば、狂犬病は治療方法もなくほぼ全ての人が死亡する重大な感染症ですから、ためらうことなく開始します。たとえ、妊婦であっても即座に開始します。

　潜伏期は多くの場合は20日から2カ月ですが、短い場合には2週間、長くは数年に及ぶことがあります。末梢《まっしょう》神経の神経線維に感染した狂犬病ウイルスは、1日あたり数ミリから数十ミリの速度で神経を上行して脳に向かいます。ですから、咬まれた場所が中枢神経組織に近いほど潜伏期は短くなります。

　特に顔や手は神経が密に張り巡らされているため、狂犬病の発症する率の高い部位です。末梢神経から中枢神経組織に達すると、そこで狂犬病ウイルスは大量に増えて次には各神経組織に拡散、そして唾液腺で大増殖します。

前駆期は狂犬病ウイルスが脊髄《せきずい》に達し、発熱や頭痛、食欲不振や筋肉痛、嘔吐《おうと》などの風邪のような症状を出します。それに加えて、治っている咬まれた場所がチクチクと痛んだり、痒《かゆ》みが出たり、筋の痙攣《けいれん》が起こったりします。このような知覚過敏や疼痛《とうつう》が2～10日程度続き、だんだんに拡がっていきます。

急性期に入ると神経症状が強くなり、狂躁状態、錯乱、幻覚などが現れます。患者は強い不安感に襲われたり、それ以外の時には意識も清明であったりもします。発症した人や動物は、咽喉頭が麻痺《まひ》して唾液を飲み込むことが出来ず（嚥下《えんげ》障害）、結果として狂犬病ウイルスを含んだ唾液を垂れ流すことになります。また、水を飲む行為による刺激で喉に痙攣を起こし、この痙攣には強い痛みを伴うため、患者（動物も）は水を飲むことを避けるようになり、これは恐水症と呼ばれます。冷たい風にあたっても同じよう

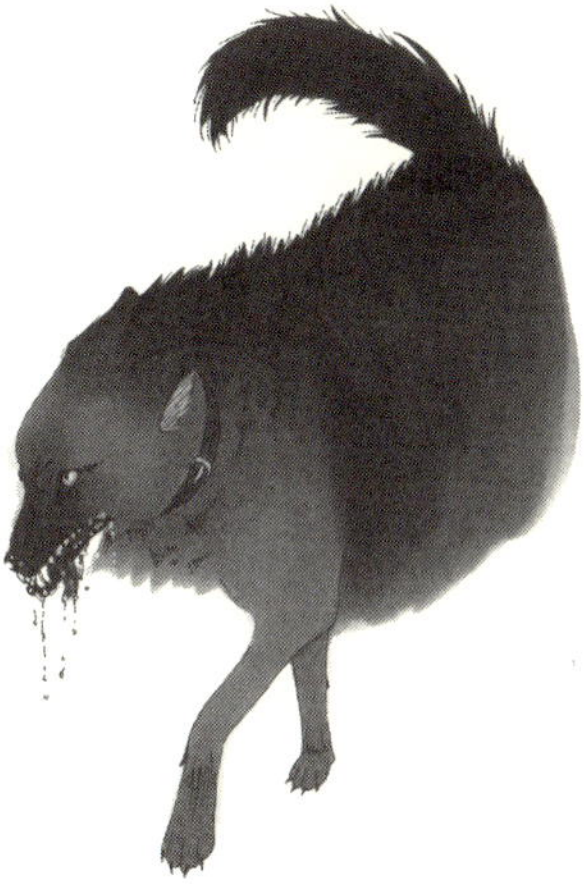

犬、アライグマ、猫、コウモリ、
サルなど海外では手を出さない

に痙攣を起こすので、風を避けることになります（恐風症）。高熱、幻覚、錯乱、麻痺、運動失調などとなり、犬の遠吠《とおぼ》え様の声をあげ、大量のよだれを流しながら、やがて昏睡《こんすい》状態となって呼吸が麻痺して死に至るか、あるいは突然死します。これは狂躁型と呼ばれます。

一方、恐風、恐水症状を出さず、麻痺を主な症状とする狂犬病の麻痺型の患者も約2割いて、このような場合はポリオと誤診されることもあります。

予防がすべて

日本では狂犬病の発生が無いためにその恐ろしさを認知していませんが、海外の狂犬病の発生・流行地に行った場合には、これからお話しすることを知って、注意して行動していただくことが大切です。

1　動物（野生動物も含む）に手を出さない

犬や猫を始め、かわいい動物を見ると、手を出して触れたり、手から餌を与えたりしますが、このような行為は厳禁です。ペットであっても控えます。素肌を甘噛《あまが》みされたり（軽く咬まれる）、出血のない小さな傷やすり傷ができたり、傷のある場所を舐められる等も、動物が狂犬病ウイルスを保有していれば、感染のリスクが生じます。

2　動物には近づかない

基本的に犬などの動物も、人と同じ経過をたどります。狂躁状態の動物は極めて過敏な状態となって、犬などの動物は目の前のもの全てに咬みつく等の行動をとります。異常な行動を取っていたり、異様な声をあげたり等の興奮状態の犬や動物を発見した場合には、まず、その動物から距離をあけて、とにかく離れます。

豚や馬でも狂躁型が多く見られます。この狂躁状態の後に、全身に麻痺が起こり、昏睡状態になるのですが、一方で発症後、ずっと麻痺状態の動物も約2割います。このように狂犬病の動物には麻痺状態もあることから、おとなしい動物であっても、手を出したり触れたりしてはいけません。牛では麻痺型が多く認められます。具合の悪そうな動物にも手を出さないことです。

私が国立感染症研究所に勤務したての頃、フィリピンなどのアジア諸国への出張があったことから、後述する狂犬病の人用のワクチンを予防的に接種しました。狂犬病の臨床と研究の第一人者である都立駒込病院の高山直秀先生に打っていただいたのですが、そのとき先生は「とにかく異常な行動をとっている犬がいたら、まず、逃げること、近づかないこと」と指導してくださいました。それから20年近くの年月を経て、この原稿を書きながら、先生の説明された狂犬病という感染症の恐ろしさと予防ワクチンの重要性を強く感じています。

3　もしも、咬まれてしまったら

狂犬病の危険性のある動物に引掻かれた、特に咬まれた等の場合は、

①すぐに石鹼で洗浄し、流水で洗い流します。傷は石鹼、流水で15分以上洗います。

②止血はしない。このとき、傷口を口で舐めたり、吸い出したりしない。粘膜からウイルスが感染する可能性があるためです。

③さらに70％アルコールやポピドンヨード（イソジン）で消毒します。

④そして、ただちに現地の医療機関に受診します。速やかな治療、対応を開始することが必須です。

⑤医師は、WHOの基準に従って、ワクチンの必要性を判断します。

海外渡航前などの狂犬病ウイルスに曝露される前に、ヒトの狂犬病予防ワクチンを接種していない場合には（この曝露前ワクチンについては後述記載しています）、咬まれてから24時間以内に狂犬病のヒト免疫グロブリンの注射（その場にないときには7日以内に）と細胞培養の狂犬病ワクチンの接種の開始が必要となります。咬まれてしまった場合には、発症すれば生命を失う極めて危険な感染症ですので、大人も子供も妊婦であっても、躊躇《ためら》わずに接種を開

始します。そして、現地の首都圏の大きな病院に受診して、必ず治療を受けてから帰国することが大切です。さらに帰国時に検疫所の相談室に立ち寄り、検疫官（医師）より今後の日本での治療や対応の指導・助言を受けます。

海外に出掛ける前にワクチンの接種を

繰り返しますが、世界の多くの国々で狂犬病の発生・流行があります。日本人の好むアジア諸国でも多く発生しています。特に狂犬病の発生している地域で、近くに医療機関が無いような場所に長期間滞在するような場合には、日本で渡航前に狂犬病のワクチン接種を受けてから出かけることをお勧めします。

この曝露前の狂犬病ワクチン接種は、4週間間隔で2回接種し、その後、6～12カ月後に追加接種をします。また、このような曝露前の予防接種を受けてあっても、咬まれて狂犬病感染の危険性が生じた場合には、曝露後のワクチン接種は必要です。まず、すぐに現地の医療機関を受診します。

あとがき

２０１７年1月現在、日本各地で野鳥や家禽《かきん》が鳥インフルエンザに感染したニュースが、数多く報道されています。今、日本で問題となっている鳥インフルエンザは、数多くある鳥インフルエンザの中の、Ｈ５Ｎ６亜型という高病原性鳥インフルエンザウイルスによるものです。この鳥インフルエンザウイルスは、中国で拡がり、韓国ではすでに家禽に大きな被害を出しながら流行し、感染した渡り鳥によって日本に運ばれたと考えられます。この鳥インフルエンザウイルスに感染した鶏はほぼ１００％が、野鳥でも30％程度が死に至るという強い病原性を示します。

鳥インフルエンザ問題の本質とは？

養鶏場等で鳥インフルエンザに感染した鶏が発見されると、その他の夥《おびただ》しい数の鶏まで感染の疑いがあるということで殺処分され、その作業風景がテレビ画面に映し出されます。そして、「人にはめったなことでは感染しません」という説明も流れます。ですから、鳥インフルエンザは鳥の病気で養鶏業界だけの問題であると誤解されがちです。

しかし、実は鳥インフルエンザ問題の本質は、鳥インフルエンザの流行が、人間社会で世界的大流行（パンデミック）を起こす「新型インフルエンザ」という〝人の病気・感染症〟の発生の原因となることにあります。人で大流行を起こす新しい感染症の発生を防ぐために、その元となる鳥インフルエンザウイルスの拡がりを防いでいるのです。鳥インフルエンザは、決して鳥だけに留まる感染症で済ますことはできず、また養鶏業界だけの問題でもなく、人の社会に激甚な被害を与えるパンデミックを引き起こしかねないのです。ですから、広く社会でこの問題を受け止め、多くの国民が鳥インフルエンザ問題の現状を理解しなければなりません。

季節性インフルエンザと新型インフルエンザ

毎年、日本で冬季に人の中で流行するインフルエンザは季節性インフルエンザと呼ばれます。この季節性インフルエンザでも毎年1〜2カ月流行し、日本人の約1割が発症して医療機関に行き、直接的間接的なものを含め1万人もの人が死亡しています。犠牲者の多くは高齢者の方ですが、皆さんの中にも、通った学校でインフルエンザの流行を抑えるために学級閉鎖になったり、インフルエンザに罹《かか》って出席停止となった経験のある人はいるでしょう。毎年流行を起こし、このような大きな健康被害をもたらす感染症は、インフルエンザだけです。ですから、風邪とインフルエンザは区別して考えるべき感染症です。

一方で、この季節性インフルエンザの他に、数十年おきに、これまで流行してきた季節性インフルエンザとは全く異なる〝新型ウイルス〟が発生して、世界中で大流行を起こしてきました。これが新型インフルエンザです。

新型インフルエンザが発生すると国民の6割から7割（つまりほとんどの人々）が感染して免疫を持つまで、何度も流行の波がやってきて、夥しい感染者と莫大《ばくだい》な犠牲者を出してきました。約100年前の1918年に発生したスペイン・インフルエンザ（スペイン風邪）の大流行では、日本人の少なくとも42％が感染し、45万人が犠牲になったと推計されています（『日本を襲ったスペイン・インフルエンザ』速水融《はやみあきら》著　藤原書店）。

この新型インフルエンザウイルスの発生の原因となるのが、鳥インフルエンザウイルスの流行なのです。鳥インフルエンザウイルスが鳥から鳥へ流行している間に、鳥からブタへ（こうしてブタの中で、容易に感染・伝播《でんぱ》できるようになった鳥インフルエンザは豚インフルエンザと呼ばれるようになります）、ブタから人へ、あるいは鳥から人へ感染を起こすことがあります。これは初期には偶発的な感染なのですが、このような感染を繰り返しているうちに、この鳥インフルエンザウイルスが遺伝子の変化を起こします。別の言い方をすれば、新しく感染した宿主の動物に適応して、ウイルスの遺伝子を変化させます。遺伝子は生物の設計図のようなものですから、遺伝子が変化するとそのウイルスの性質も変化することがあります。加えて、インフルエンザウイルスは遺伝子の変異や交雑を起こしやすい性質を持っています。たとえば、人類が100万年かけて起こすような変化（進化）を1年で成し遂げるのが、インフルエンザウイルスなのです。

この変化の中で怖いのは、鳥インフルエンザが人に感染しやすい性質を獲得することです。もっと怖いのは、さらに人から人に感染伝播しやすい鳥インフルエンザウイルスに変化することです。そして、もっとも恐ろしいのは、人から人に次々と感染伝播を繰り返すウイルスになることで、このような性質を獲得した鳥インフルエンザウイルスはもはや鳥インフルエンザではなく、人型のウイルスで「新型インフルエンザウイルス」と呼ばれます。そして、人の社会で大流行を起こして「新型インフルエンザ」となるのです。

こうして発生した新型インフルエンザは、これまで、夥しい感染者と莫大な犠牲者を出してきました。テレビのニュースで流れるように、鳥インフルエンザが発生する度に家禽の大規模な殺処分と消毒作業が行われているのは、この人の病気である新型インフルエンザの出現を食い止めることが第一の目的なのです。

大きな健康被害と社会機能の麻痺も

新型インフルエンザはこのように元々は鳥インフルエンザウイルスですから、地球上のほとんどの人はそもそも鳥のウイルスに感染した経験を持たず、つまり、ほとんどの人が免疫を持っていません。ですから、人がこの新型インフルエンザウイルスに曝《さら》されれば、感染が成立しやすく、感染が成立すれば重症化しやすい傾向を持ちます。これが新型インフルエンザウイルスが発生すると、流行しやすく健康被害も大きくなる原因の一つです。

さらに現代の高速大量輸送時代の世界中に張り巡らされた航空網によって、地球の一地点で発生した新型インフルエンザウイルスも潜伏期の感染者が移動することで、1週間程度で大陸を超えて、さまざまな国の都市に拡散します。そして、そこから高速鉄道で広域に拡大してしまいます。人口密度の高い都市に新型ウイルスが侵入すれば、人の集団の中で感染伝播が途切れることなく繰り返されて、感染爆発を起こします。そして、新型インフルエンザの世界同時の大流行に見舞われることになります。同時に大勢の感染患者が発生することで、次なる重大な問題が発生してきます。

　人口密度が高く、人の流動の激しい現代の日本社会では、新型インフルエンザが発生すれば、多くの人々が同時に感染・発症して医療機関に殺到することになります。そこでは、医師や看護師などの医療従事者が真っ先に感染して倒れ込むことにもなり、感染者は医療サービスを受けることが極めて困難になります。一方、運送業者が感染して倒れれば、薬も食糧も届かず、治療もできなくなるのです。製薬会社の工場の労働者が病欠しても、薬の生産に大きな支障となるでしょう。そうしているうちに、病院内では外来から病棟に新型インフルエンザウイルスの院内感染が拡がり、基礎疾患をもった患者さんが感染して、重症化してしまうことにもなります。新型インフルエンザは誰も免疫がないため、家庭でも家族が枕を並べて一緒に寝込むことになり、看病できる人もいなくなるのです。

　このような新型ウイルスの同時大流行は、多くの人々が同時期に病欠することから、さまざまな社会機能にまで大きな影響を与えます。たとえば、生活必需品の流通が滞ったり、電車やバスなどの交通機関の平常の運行が困難となったり、ライフラインの維持に関わる重大な二次被害が発生します。また、新型インフルエンザは世界同時大流行なので、国内外のどこからも支援を受けることもできません。甚大な健康被害に加え、社会機能の麻痺《まひ》・崩壊につながるという点で、他の感染症の流行とは比較にならない悪影響をもたらすのが、新型インフルエンザなのです。ですから、新型インフルエンザは単なる健康問題だけではなく、社会全体に関わる危機管理問題として扱われます。

リスクの高い鳥インフルエンザ

現在、新型インフルエンザの発生が心配される鳥インフルエンザは、いくつかありますが、ここでは特に新型インフルエンザへの変異が危惧されているH5型鳥インフルエンザとH7N9型鳥インフルエンザについて触れておきます。

《H5N1型鳥インフルエンザ》

1997年に香港でH5N1型鳥インフルエンザウイルスが人に直接感染し、感染した18人中6人が死亡しました。約3割の人が死亡したのです。毎年の季節性インフルエンザの致死率は約0・1%ですから、このH5N1型鳥インフルエンザがいかに強い病原性を人に対して示すかがわかります。このとき、香港政府は年末の3日間で140万羽の家禽を殺処分して、人への鳥インフルエンザウイルスの感染源を絶ち、香港でのこれ以上の人への感染を阻止したのでした。

　しかし、このH5N1型鳥インフルエンザウイルスは中国南部に分布し、2003年から東南アジア諸国の鳥の間で流行が始まり、以降、渡り鳥等によって世界の広い地域の鳥の間で流行を起こすようになりました。そして、鳥での流行に伴って人への感染事例も報告され、2003年11月から2016年12月19日までにWHOに報告されているだけでも856人が感染し、そのうち452人が亡くなっています。致死率は50％を超えています。また、H5N1型鳥インフルエンザでは、特に若い人が重症化しやすい傾向があり、これまで10代20代の感染者の約7割が犠牲となっている点が、非常に憂慮されています。

　特に近年では、エジプトでH5N1型鳥インフルエンザウイルスの感染者が目立って多く発生し、犠牲者の報告も多発しています。このエジプトで流行しているH5N1型鳥インフルエンザウイルスは、遺伝子解析の結果、新型インフルエンザ（人型のウイルス）に近づく遺伝子の変異を起こしていることが示されています。ですから、いつ新型インフルエンザとなって感染爆発を起こしてもおかしくはないという状況にあるとされているのです。

　一方、現在、日本各地でH5N6型鳥インフルエンザの鳥での感染事例が報告されていますが、このウイルスはH5N1型鳥インフルエンザが他のインフルエンザウイルスと遺伝子の交雑を起こして発生したもので、2014年より流行が認められるようになりました。H5N6型鳥インフルエンザも人への感染が報告されています。2014年より2016年12月21日までに確認されているだけでも、16人感染し、そのうち10人が死亡しています。このH5N6型鳥インフルエンザウイルスは、すぐに新型インフルエンザとなってパンデミックを起こすようなことはないとされますが、現在、広い地域の鳥の間で大流行を起こしていますので、今後、人型ウイルスに近づく遺伝子変異を起こしてないかを注視していかねばならないウイルスです。

これらのH5亜型の鳥インフルエンザは、鳥だけでなく人にも強い病原性と高い致死率を示しているウイルスですので、このような鳥インフルエンザから新型インフルエンザが発生した場合には、パンデミック時における健康被害が非常に大きくなるのではないかと大変心配されています。このため、国は法整備を行って2013年に「新型インフルエンザ等対策特別措置法」を施行し、対策を執っています。

《H7N9型鳥インフルエンザ》

2013年から中国でH7N9型鳥インフルエンザの人への感染事例が続きました。ウイルスの遺伝子解析から、このH7N9型鳥インフルエンザウイルスはすでに人型に近づいている（つまり新型インフルエンザに近づいている）点で、非常に注意すべきとされています。すでに2013年より2017年1月18日現在で、感染者数は中国を中心に918人となっています。ただし、このH7N9型ウイルスでは、若い人を中心に軽症や不顕性感染の感染者が多く存在する可能性も示唆されています。

日本人では、全ての年齢層において、血清中にH7型ウイルスに対する抗体は検出されていません（つまりH7型ウイルスの免疫を持っていません）ので、このH7N9型鳥インフルエンザウイルスが新型インフルエンザとなれば大流行が起こってくると考えられます。

これらの鳥インフルエンザウイルスがいつ新型インフルエンザとなるのか、さらにどの程度の病原性や致死率で流行するのか等の点について、正確に予知することはできません。パンデミックは、どのような病原性のウイルスが流行するかで、起こってくる健康被害の大きさや社会への影響も大きく変わります。高致死率で大流行すると想定されるH5N1型鳥インフルエンザからの「H5N1型強毒性新型インフルエンザ」の発生は、まさに最悪のパンデミックと言われるものになると考えねばなりません。これらのパンデミックによる健康被害をできる限り小さいものにしていくことが、新型インフルエンザ対策の目標となるのです。

21世紀を生きるみなさんに

皆さんが人生を送る21世紀はすでに地球人口は70億人を超え、高速大量輸送時代を背景に、さまざまな感染症の感染爆発のリスクが高く存在していることは確かなことです。まさに21世紀は感染症との闘いの時代となっていくでしょう。

中でも、今、説明した新型インフルエンザはいつか必ず起こってきます。それが、H5型鳥インフルエンザを元とするものなのか、H7N9型鳥インフルエンザからなのか、他の鳥インフルエンザから発生するのか、それは断定できません。しかし、新型インフルエンザウイルスに対するワクチンは、新型インフルエンザが発生してから製造されることになりますので、季節性インフルエンザのように事前に重症化を阻止するワクチンを接種できるわけではないのが現状です。

新型インフルエンザの第一波の流行には、ワクチンは間に合いません。ですから、感染しない自衛をすることが必要になります。大流行時には医療を受けることも難しくなりますから、絶対に感染しないという姿勢で臨むことが必要になります。そこで、本書を読んだ皆さんにお願いしたいことは、現在の私たちがすぐにも出来うる新型インフルエンザ対策の一つとして、水や食糧、生活必需品の備蓄をしていただきたいのです。地震対策の延長と考えてくださっても結構です。地震対策の3日分を拡大して、少なくとも2週間分の備蓄をお願いしたいのです（できたら1カ月分）。新型インフルエンザの流行時に出歩かなくとも、基礎的な生活を維持できる最低限の物を備蓄することが大切です。

新型インフルエンザの流行時に外出を控えることは、感染機会を減らし生き残ることにつながります。吸い込んでうつる呼吸器感染症の流行時には、人ごみを避けることが大切なのは本文に記した通りです。ただし、それを可能にするためには備えがなければできません。新型インフルエンザの大流行時には、医療サービスが期待できない状況に陥ることが考えられ、それは通常の医療で治るものも重症化して手遅れとなり、生命に関わる事態も起こりうるということと考えてください。

「新型インフルエンザの発生は、戦時下突入と同じです」と私に教えてくださったのは、大阪大学微生物病研究会　観音寺研究所の所長である奥野良信先生（医師）です。病原性の強い感染症の大流行は、まさにそのような厳しい中で、意志を持って、あらゆる知恵で生き残る術を考えねばならないということです。本書を書くにあたりまして、筑摩書房ちくまプリマー新書編集部編集長の吉澤麻衣子氏に大変お世話になりました。感染症の知識と予防対応について、若い人たちに向けて書きたいという私の気持ちよくご理解下さり、実現に向けて助けて下さいました。心より御礼申し上げます。

本書がこれからを生きる若い皆さんに、感染症からの生き残りの知恵を獲得する一助となったのであれば幸いです。そして、皆さんがこれらのうつる病気から身を守って、健康で明るい人生を送ってくださることを祈って、本書を広く社会に送り出そうと思います。

2017年1月22日

岡田晴恵

chikuma primer shinsho

ちくまプリマー新書274

正《ただ》しく怖《こわ》がる感染症《かんせんしょう》

二〇一七年三月十日　初版第一刷発行
二〇二〇年四月二十日　初版第二刷発行

著者　岡田晴恵（おかだ・はるえ）

装幀　クラフト・エヴィング商會
発行者　喜入冬子
発行所　株式会社筑摩書房
東京都台東区蔵前二-五-三　〒一一一-八七五五
電話番号　〇三-五六八七-二六〇一（代表）

印刷・製本　株式会社精興社

ISBN978-4-480-68978-8 C0247　Printed in Japan